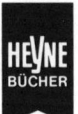

HEYNE
BÜCHER

W0065153

Christoph Schenk

ATEM-
BIO-
FEEDBACK

Die neue Methode
der geistigen Tiefenentspannung
bei psychosomatischen Störungen

Originalausgabe

WILHELM HEYNE VERLAG
MÜNCHEN

HEYNE RATGEBER
08/9274

Unserer Laura gewidmet

Copyright © 1990 by Wilhelm Heyne Verlag GmbH & Co. KG, München
Printed in Germany 1990
Umschlaggestaltung: Atelier Ingrid Schütz, München
Zeichnungen: Layout & Grafik Tausend, München
Satz: Kort Satz GmbH, München
Druck und Bindung: RMO, München

ISBN 3-453-03873-8

Inhaltsübersicht

Vorwort

Gerade in unserer heutigen Zeit, die von Reizüberflutung und häufig uns überfordernden Streßsituationen geprägt ist, bleibt vielen Menschen zu wenig Raum für sich selbst. Haben wir verlernt, uns wirksam zu entspannen? Der stark angestiegene Verbrauch von Schlaf- und Beruhigungsmitteln, das gewachsene Bedürfnis nach Kuraufenthalten sowie der stark angestiegene Bedarf an psychotherapeutischer Behandlung der verschiedensten Form legen den Gedanken nahe, daß das körperlich-seelische Gleichgewicht bei vielen Menschen ins Wanken geraten ist.

Allem Anschein nach ist eine tiefe und dauerhaft anhaltende Zufriedenheit mit dem Leben in unserer heutigen Zeit eine Seltenheit geworden. Ein jeder strebt und sucht danach, aber kaum einem gelingt es, den rechten Weg dahin zu finden.

Man betrachte nur einmal die Statistiken über sogenannte psychosomatische Erkrankungen, um zu erkennen, wie stark die Versuche, wieder gesund zu werden, von Mißerfolgen geprägt sind. Häufig ist ein solcher Mißerfolg bei der Suche nach dem persönlichen Glück gerade bei solchen Menschen zu beobachten, die eigentlich äußerlich ›alles haben, um glücklich zu sein‹.

Aus medizinischer Sicht muß ein wirksames Entspannungsverfahren von der *ganzheitlichen Betrachtungsweise der Leib-Seele-Einheit* ausgehen. Folglich kann wirkliche Entspannung auf körperlicher Ebene nur dann optimal vorhanden sein, wenn wir in der Lage sind, gleichzeitig eine geistige Tiefenentspannung zuzulassen.

In meinem Buch möchte ich die wichtigsten psychosomatischen Zusammenhänge deutlich machen, um Ihnen einen Weg aufzuzeigen, gesünder, ausgeglichener und harmonischer leben zu können. Dabei werde ich Ihnen die wichtigsten anerkannten Verfahren zur Selbstentspannung darstellen. Innerhalb der verschiedenen Techniken steht das Biofeedback-Training — und hier vor allem Atemfeedback — im Mittelpunkt. Denn es ermöglicht am ehesten einen Zugang zur Tiefenentspannung wie auch zu körperlicher Entspannung.

Vor dem Hintergrund der teilweise recht umstrittenen Pharmakotherapie gewinnen die Entspannungsverfahren ebenfalls an immer größerer Bedeutung, da sie auf körpereigene Heilkräfte aufbauen. Hier stellen das Autogene Training nach Schultz, Yoga, Meditation und Hypnose die besten Alternativen dar. Es geht mir in meinem Buch nicht darum, das eine oder andere Verfahren als ›das einzig Wahre‹ herauszustellen, vielmehr möchte ich Ihnen Information und Anregungen geben, sich über Ihre speziellen Möglichkeiten der Selbsthilfe Gedanken zu machen.

Bei allen traditionellen wie auch modernen Entspannungsverfahren nimmt interessanterweise die Atmung eine zentrale Rolle ein. Aus diesem Grund eignet sich das Atemfeedback, auf das ich ausführlich eingehe, besonders gut zur Selbstentspannung. Als wissenschaftlich orientierter Mediziner habe ich es dagegen vermieden, auf diejenigen alternativen Methoden einzugehen, die einem Wirkungsnachweis nicht standhalten.

Atementspannung mittels Rückkopplung ist für Erfahrene wie Unerfahrene eine willkommene Möglichkeit, eine wirkungsvolle Selbsthilfe täglich zu praktizieren.

Biofeedback heißt wörtlich übersetzt: *biologische Rückmeldung.* Sie dient dazu, Körperfunktionen, welche normalerweise kaum einer Selbstbeobachtung zugänglich sind (Atmung, Herzschlag, Blutdruck, Muskelspannung usw.), bewußt wahrnehmbar zu machen. Diese hochwirksame Methode der Rückmeldung der eigenen Atmung einem breiten Leserkreis zugänglich zu machen — das ist die Absicht meines Buches. Einer Selbstanwendung sollte aber in jedem Fall eine medizinische Diagnostik und Beratung vorausgehen.

Durch Biofeedback wird die Wahrnehmung für unsere Lebensvorgänge verstärkt. Das ›passive Wollen‹ verschafft uns die Möglichkeit der Kontrolle sowie der Änderung gestörter Funktionen. Oft zeitigt Biofeedback schon nach einigen Wochen Erfolge, es führt vor allem *nicht* zu Gewöhnung oder zum Zudecken von Problemen!

An dieser Stelle möchte ich mich bei der Gesellschaft für medizinische Feedback-Geräte sowie der Firma Sita für die zur Verfügung gestellten Fotos bedanken. Danksagen möchte ich auch meiner Frau Margit sowie Frl. Förster, die so große Geduld bei der Ausarbeitung des Manuskriptes bewiesen.

Osnabrück, im Herbst 1989   Christoph Schenk

Einleitung

Auf der Suche nach dem Glück, oder: die Inkonsequenz, den erkannten Weg wirklich zu gehen.

Es gibt heutzutage die unterschiedlichsten Methoden, wie man der gestreßten Seele zum Frieden verhelfen kann. Bei der Vielfalt der angebotenen Selbsthilfemethoden ist es allerdings nicht ganz einfach, das Richtige zu finden. Sicherlich ist Entspannung für jeden ein erstrebenswertes Ziel. Denn wer möchte nicht den Problemen des Alltags entfliehen? Leider erleben wir dieses Gefühl immer seltener. Zumeist ist unser Alltag von Hektik und Streß geprägt. Gerade deshalb häufen sich in den letzten Jahren die psychosomatischen Beschwerden bei vielen Menschen. Ängste, Unsicherheiten, Anpassungsschwierigkeiten ziehen körperliche Erkrankungen wie Herzbeschwerden, Verdauungsschwierigkeiten, Schlafstörungen und vieles andere nach sich. Zu kurze Ruhephasen kann unser Organismus nur eine Zeitlang verkraften. Schon bald reagiert er selbst auf geringere Belastungen mit immer stärker werdender Verspanntheit.

Bestimmte Verhaltensweisen lassen uns zum Sklaven unserer selbstauferlegten Zwänge werden: Müssen wir denn immer weiter nach Gewinnzuwachs streben, auch wenn der Wohlstand bereits gesichert ist? Warum sind wir selbst denen gegenüber, die wir zu lieben oder zu mögen glauben, häufig so aggressiv? Warum versagen wir uns häufig ein Vergnügen, nur, weil es gegen innere Hemmungen oder erlernte Konventionen verstößt? Warum bringen wir uns schließlich durch Alkohol, Tabak, Drogen oder falsch angewandte Medikamente endgültig aus dem Gleichgewicht?

So kommt es dann eben dazu, daß uns Situationen, die wir früher mit links ›gepackt‹ haben, schon bald in hektische Aufregung versetzen. Situationen in Familie oder Beruf, die noch vor ein paar Monaten unseren Herzschlag kaum beschleunigt hätten, bringen uns jetzt auf ›180‹. Dabei kommt es oft auch zu Verspannungen der Muskulatur, die chronisch werden können. Und ist es dann erst einmal soweit gekommen, daß sich auf körperlicher Ebene chronische Veränderungen ergeben (Nackenverspannungen, Kreuzschmerzen usw.), helfen meist auch nicht mehr die üblichen Hausmittelchen. Dafür ist es leider oft viel zu spät: Es reicht nicht mehr aus, ›einfach nur so‹ die Beine hoch zu legen. Auch der notwendige Wochenendtrip führt dann nicht mehr zur erhofften Entspannung, sondern eher zu zusätzlicher Anspannung und Panik. Früh genug sollten wir gezielte Entspannungsübungen, die täglich ausgeführt werden, praktizieren. Nur dadurch können wir uns vom Dauerstreß und der permanenten Anspannung befreien.

Streß allein ist nicht unbedingt krankmachend. Dies wäre nur die halbe Wahrheit. Die Art und Weise, wie wir auf Streß reagieren, ist entscheidend. So löst auch der sogenannte ›selbstgemachte Streß‹ eine völlig andere Reaktion aus als jene Streßsituationen, die wir eigentlich vermeiden wollten, aber denen wir nicht entgehen können. Unsere Hilflosigkeit ist schlimmer als der Streß selbst. Auch deshalb ist es besonders wichtig, daß jeder von uns lernt, sich vom äußeren oder innerem Druck psychisch frei zu machen. Diese gezielte psycho-physische Entkopplung kann durch gezieltes Erlernen einer Entspannungstechnik vonstatten gehen. Dabei ist die individuelle Auswahl von großer Bedeutung, da nicht jedem von uns ›der gleiche Hut‹ aufgestülpt werden kann. Ganz im Gegenteil geht es darum, daß sich jeder mit der Entspannungsmethode vertraut macht, die ihm besonders ›liegt‹. Gleichgültig für welche Form Sie sich entscheiden: Es ist erwiesen, daß die Atmung von besonderer Bedeutung ist. Seit Menschengedenken spielt sie eine entscheidende Rolle bei allen Entspannungstechniken.

Ein Spiegel unserer Seele: die Atmung

Psychische Veränderungen wie Aufregung oder Freude beeinflussen unsere Atmung. Umgekehrt gilt daher auch, daß Atmen entspannen und unsere Seele beruhigen kann. Nervenimpulse, die durch gleichmäßiges Atmen an das Atemzentrum weitergeleitet werden, wirken sich dämpfend und entspannend auf das zentrale Nervensystem aus. So einfach und gleichzeitig genial ist das Prinzip.

In diesem Zusammenhang können wir die später beschriebenen Feedbackgeräte als eine Art äußeres Nervensystem verstehen, das unserem Gehirn beruhigende Impulse übermittelt!

Das in diesem Buch beschriebene Atemfeedback stellt eine sehr gute Hilfe zum Erreichen des Entspannungszustandes dar, da es ähnlich wie das autogene Training sehr einfach zu erlernen und zu praktizieren ist. Nach einer Lernphase von einigen Wochen bringt das Atemfeedback den gewünschten Erfolg durch ›passives Abschalten-Können‹.

Es ist längst erwiesen, daß Menschen, die solche Entspannungstechniken anwenden, weniger häufig an Herzinfarkt, Magengeschwüren, Schlafstörungen oder Migräne leiden. Hier sei allerdings noch einmal mit Nachdruck darauf hingewiesen, daß nicht alle Biofeedbackverfahren über einen Kamm zu scheren sind, da einige Biofeedbacktechniken z. B. ›aktives Abschalten‹ erfordern. Sie können auch − wie später beschrieben − eingesetzt werden, um eine bestimmte Körperfunktion aktiv in eine Richtung hin zu verändern: Zum Wiedererlernen bestimmter Bewegungsabläufe bzw. zur Muskelkräftigung (zum Beispiel nach Schlaganfall und Halbseitenlähmungen) kann das sehr sinnvoll sein!

Bei der Rückmeldung der Atmung hingegen (mittels Ton- und Lichtsignal) soll weder langsamer noch schneller, weder tiefer noch oberflächlicher geatmet werden. Es erfordert nur eine Hinwendung auf die eigenen Atemsignale. Der Übende kann sich etwa vorstellen, an einem Strand zu liegen und der Brandung zuzuhören! Aus diesem Grund werde ich die Sonderstellung unserer Atmung innerhalb des Organismus auch detailliert beschreiben. Ferner zeigt eine langjährige Erfahrung, daß Menschen, die mittels Atemfeedbackgerät Entspannung zulassen können, dieses auch ohne Gerät zu Hause, also ähnlich wie das autogene Training, praktizieren können. In diesem Sinne ist dieses Buch als Hilfe zur Selbsthilfe gedacht, um eine bewußte Selbstwahrnehmung für jeden von uns zu verwirklichen.

So möchte ich Feedback auch als Rückwendung auf uns selbst verstehen, um dazu anzuregen, daß wir uns wieder ein klein wenig mehr auf uns selbst besinnen, um bewußter und letztlich auch gesünder zu leben. Dies erfordert jedoch auch ein konsequentes tägliches Praktizieren der täglichen Entspannungsübungen, ein wenig Bereitschaft umzudenken!

Auf der Suche
nach einer neuen ›Droge‹

Ein natürlicher Wunsch in uns ist jedem klar: Unangenehmes, Leiden, Erkrankungen sollten am besten ohne großen eigenen psychischen oder körperlichen Einsatz zu beseitigen sein. Unsere Neigung, mit geringstmöglichem Aufwand das Bestmögliche zu erreichen, kommt den Herstellern von Beruhigungsmitteln und ähnlichem zugute. Wir brauchen ja nur die rosarote Pille ›einzuwerfen‹, schon entfliehen wir aller Angst und Panik, schweben wie auf einer Wolke der Realität davon. Leider wird dabei kaum an die harte Landung gedacht! Kein Wunder, daß Gewöhnung und Tablettensucht zu einem immer größer werdenden Problem geworden ist!

Es ist eben keine Lösung, sich einzunebeln, um Ängste, Streß, Unruhe und Unausgeglichenheit zu vertreiben. Eine gründliche Auseinandersetzung mit unseren Problemen ist unumgänglich, wobei auch immer die Ursachen zur Vermeidung falscher Bewältigungsstrategien mit aufgedeckt werden müssen. Die ›Wunderdroge‹ − in welcher Form auch immer − *gibt es also nicht.* Auch die ›Drogen‹ Arzt oder Psychotherapeut können nur Hilfen zur Selbstfindung geben.

Werden Probleme jedoch nur überdeckt, steht der gefährliche Mechanismus der Sucht im Vordergrund. Ist es am Anfang für viele Menschen noch der verzweifelte Versuch, kurzzeitig Glück zu erlangen, so kann dies über kurz oder lang zur unverzichtbaren Gewöhnung und Abhängigkeit führen. Der Einstieg in solche Verhaltensweisen ist verständlich, aber sehr gefährlich. Denn von jeder Droge wird angenommen, daß sie neuartige Empfindungen bringt und von seelischen oder körperlichen Leiden befreit. Schließlich ist der Gebrauch einer Droge auch für viele Menschen der

Ausdruck von Protest. Bedeuten sie am Anfang doch ein einfaches und wirkungsvolles Mittel, sich wohl zu fühlen — scheinbar auch ohne großes Risiko, wie es viele Menschen glauben, die Tabak, Alkohol usw. konsumieren. So kann unser süchtiges Drogenverhalten auch als Protesthaltung gegen den Alltagstrott angesehen werden. Dabei bleibt unser Wunsch nach Glück ein wesentliches Bedürfnis, bei dem wir zur Erlangung von vornherein auf den Versuch verzichten sollten, es mit Hilfe gewisser Substanzen oder anderer Formen von Ausflüchten zu erringen.

Allerdings möchte ich auch ausdrücklich darauf hinweisen, daß eine pauschale Verurteilung alles dessen, was als Droge eingestuft werden kann, einseitig ist. Sicher gibt es auch viele kurzzeitige Extremsituationen in unserem Leben, die gegebenenfalls eine befristete Einnahme einer Droge oder Tablette zur Wiederherstellung der inneren Ausgeglichenheit rechtfertigen.

Aus dieser Erkenntnis erwuchsen seit Menschengedenken auch gegensätzliche Lebensanschauungen, die mit Techniken des bewußten Verzichts einhergehen. Der bewußte Verzicht auf das, wonach die meisten Menschen streben (z. B. Luxus, gutes und üppiges Essen, materieller Komfort usw.), wird dabei von vielen Religionen als ein Weg zur sittlichen Vervollkommnung angesehen.

Übrigens erfolgt dieser Verzicht auf Luxus nicht ohne Wunsch nach einer Gegenleistung. Der Asket versucht durch seine Verhaltensweisen einen Zustand der Erleuchtung, manchmal auch einen Zustand der Ekstase zu erreichen. Sicher spielt auch die Hoffnung auf einen bevorzugten Platz in einem künftigen Leben eine Rolle. Dennoch kann der Verzicht auf den Besitz materieller Güter auch völlig unabhängig von dahinterliegenden Gründen den ersten Schritt in Richtung auf unsere Selbstbefreiung und Erreichung des Glücks spielen. Vielen Menschen verschafft allein die Tatsache, daß bewußt auf bestimmte zwanghafte Neigungen verzichtet wird, ein Gefühl von Freiheit und Glück.

Sie sehen, es gibt sehr unterschiedliche Formen mit extrem gegensätzlichen Mechanismen, um Glück und Zufriedenheit zu erreichen und dabei die eigenen Erkrankungen zu lindern bzw. zu heilen. Auf die Beschreibung solcher extremen Methoden habe ich dennoch verzichtet, da es einerseits einen recht großen Aufwand bedeutet, sie in unserer Gesellschaft zu verwirklichen, andererseits gehören solche Methoden eher in den Bereich weltanschaulicher Grundsätze. Die später beschriebenen Entspannungstechniken sind dagegen von jedem Menschen, der willens ist, sie einmal auszuprobieren, auch als lebenslange Selbsthilfe und Bewältigungsstrategie durchführbar.

Die Leib-Seele-Einheit –
und was man über Psychosomatik
wissen sollte

Sicher wissen Sie es bereits: Streß als Dauerbelastung auf psychischer wie physischer Ebene kann körperliche und seelische Auswirkungen haben und zu einem frühzeitigen Verschleiß unseres Organismus führen. Die Statistiken der letzten Jahre zeigen, daß immer häufiger sogenannte psychosomatische Erkrankungen und Störungen, wie beispielsweise Herz- und Kreislauferkrankungen, Schlafstörungen, Magen- und Darmbeschwerden, Verspannungen, Angst und Depressionen, auftreten. Und das, obwohl wir in einer hochtechnisierten Umwelt, die auch viele medizinische Fortschritte und Neuerungen gebracht hat, leben. In unseren Arztpraxen steigt die Anzahl von alkohol-, drogen- oder tablettenabhängigen Patienten. Migräne, Magen-Darm-Störungen sowie andere vegetative Störungen häufen sich in den letzten Jahren! Teilweise sind es gewiß die zunehmenden Schwierigkeiten am Arbeitsplatz, Probleme in Ehe und Partnerschaft. Da ich persönlich einen Weg aus belastenden Lebenssituationen gefunden habe, möchte ich Ihnen die hilfreiche Wirkung des autogenen Trainings wie auch die Wirkung von Atemübungen und Biofeedbacktechniken, von Hypnose und Meditation vermitteln. Ich habe diese an mir selbst und im Umgang mit Menschen erlebt, ausprobiert und medizinisch sinnvoll angewandt. Ziel dieses Buches ist es, dem interessierten Leser einen Weg zu seinem inneren Gleichgewicht aufzuzeigen. Hierbei bieten gerade die Entspannungsmöglichkeiten, die auf einer Harmonisierung des Organismus über eine Atementspannung basieren, den bestmöglichen Ansatz, ein Leib-Seele-Gleichgewicht wiederherzustellen.

Zum besseren Verständnis möchte ich Ihnen die Grundregeln psychosomatischer Vorgänge erklären. Das Wort *Psychosomatik* setzt sich aus *Psycho* (= Seele) und *Soma* (= Körper) zusammen. Es bedeutet nichts anderes, als daß alle Lebensvorgänge immer gleichzeitig seelisch und körperlich ablaufen. Hierbei spielt das sogenannte vegetative Nervensystem (auch autonomes Nervensystem genannt) die wichtigste Funktion für alle lebensnotwendigen Regelvorgänge: Atmung, Kreislauf, Stoffwechsel, Hormone, Muskelanspannung, Verdauung usw. Dieses selbständige Nervensystem (autonomes Nervensystem) reguliert all diese Funktionen. Über teilweise recht komplizierte Vorgänge passen sich vegetative Funktionen auch den jeweiligen seelischen oder körperlichen Bedürfnissen an. Ein einfaches Beispiel zur Selbstregulierung vegetativer Funktionen mag Ihnen das veranschaulichen: Wir erklimmen einen Berg, und unser Körper benötigt durch die verbrauchte Muskelkraft mehr Sauerstoff. Nun brauchen wir uns nicht den ›Befehl‹ zu geben, daß beispielsweise unsere Atmung, die ja den Sauerstoff bereitstellt, und unser Herz, daß diesen im Organismus verteilt, schneller arbeiten. Hier übernehmen vegetative Regelkreise ohne unser Zutun selbständig die richtige Anpassung an den erforderlichen Sauerstoffverbrauch, die nötige Herzschlagfolge oder auch die abgestimmte Muskeltätigkeit.

Ebenso wie das vegetative Nervensystem auf körperliche Bedürfnisse automatisch reagiert, agiert es auf Gefühlsregungen ebenso selbständig. Auch dies ist uns bekannt. Ob Freude, Trauer, Schrecken, Angst oder Panik, alles dies sind Gefühle, die jeweils auch bestimmte körperliche Reaktionen und Veränderungen zur Folge haben.

Der Schreck, der uns ›in die Knochen fährt‹, kann zu Muskelverspannungen führen, unser Herz schneller schlagen lassen oder uns ›blaß vor Schreck‹ werden lassen. Sehr sensibel reagieren dabei übrigens unsere Muskeln, die auch kleine gefühlsmäßige Veränderungen in jeweilige Anspannung, beispielsweise der Arm-, Hand- oder Beinmuskulatur, übertragen. Oder haben Sie sich schon einmal über etwas aufgeregt, ohne bestimmte Muskeln automatisch anzuspannen? Ein anderes Beispiel wäre die Angst vor einer Prüfungssituation, die unser Verdauungssystem — z. B. in Form von Durchfall — kurzzeitig durcheinander bringen kann. Oder wir glauben, noch zur Toilette gehen zu müssen, bevor ›es richtig los‹ geht!

Das vegetative Nervensystem ist somit ein Bindeglied zwischen psychischen und somatischen Vorgängen in unserem Leben. Es ist eine sehr sinnvolle Einrichtung, da es Warnfunktionen darstellt und uns auf Fehlfunktionen aufmerksam macht. Ein isoliertes Reagieren auf rein körperlicher oder seelischer Ebene ist nicht möglich! Bei allen Dingen des alltäglichen Lebens existiert also eine wechselseitige Beziehung zwischen seelischen Prozessen und vegetativen — körperlichen — Vorgängen. Sie brauchen dabei nur an den Ärger zu denken, der Ihnen auch auf den Magen schlagen kann, an die Kopfschmerzen, die entstehen können, wenn Ihnen zu viele Dinge durch den Kopf gehen, oder aber auch die erwähnte Gesichtsblässe, wenn Sie sich erschrecken. Diese Wechselbeziehung ist — medizinisch gesehen — nicht nur aufgrund ihrer Warnfunktion sehr sinnvoll, sondern sie bedeutet auch eine *optimale Anpassung* an die jeweilige Lebenssituation. Im Zusammenhang mit Streß werden wir später noch erfahren, daß nicht jeder Streß ungesund sein muß — bedeuten doch unsere vegetativen Reaktionen ein sinnvolles Signal, um eine Situation zu erfassen und somit auch ändern zu können.

Diese psychosomatischen Vorgänge, die zu einer Leib-Seele-Einheit beitragen, bedienen sich dabei zweier gegensätzlicher vegetativer Funktionen, nämlich der sympathischen und der parasympathischen Nervenfunktion (Sympathikus und Parasympathikus). Dabei führt die Aktivierung des einen Systems zwangsläufig auch zum Reagieren des anderen. Allgemein kann gesagt werden, daß der *Sympathikus eine Sofortreaktion* darstellt und in akuten Situationen alle erforderlichen Reaktionen des Körpers zur Auseinandersetzung mit dem Problem einleitet. Der *Parasympathikus* hingegen aktiviert alle Vorgänge, die der *Erholung* und dem Aufbau gelten. Beide Systeme stellen also vegetative Funktionen gegensätzlicher Art dar. Der Sympathikus-Anteil kann eher als ein Alarmsystem betrachtet werden, der Parasympathikus eher als ein dämpfendes System.

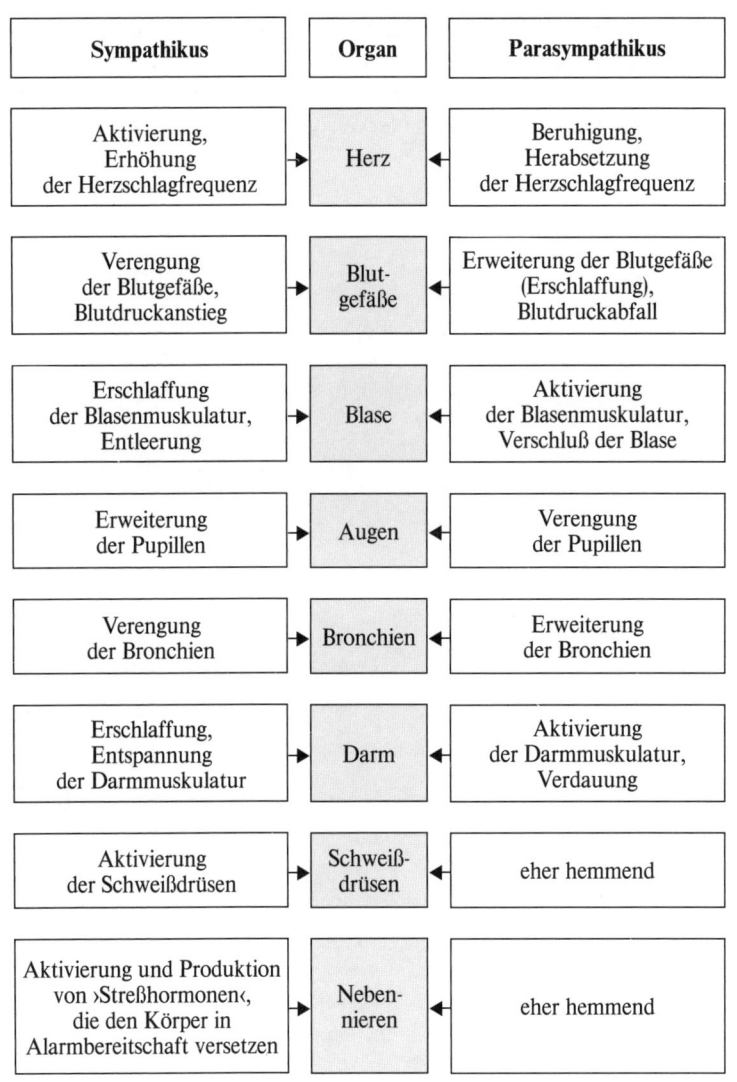

Sympathikus	Organ	Parasympathikus
Aktivierung, Erhöhung der Herzschlagfrequenz	Herz	Beruhigung, Herabsetzung der Herzschlagfrequenz
Verengung der Blutgefäße, Blutdruckanstieg	Blut-gefäße	Erweiterung der Blutgefäße (Erschlaffung), Blutdruckabfall
Erschlaffung der Blasenmuskulatur, Entleerung	Blase	Aktivierung der Blasenmuskulatur, Verschluß der Blase
Erweiterung der Pupillen	Augen	Verengung der Pupillen
Verengung der Bronchien	Bronchien	Erweiterung der Bronchien
Erschlaffung, Entspannung der Darmmuskulatur	Darm	Aktivierung der Darmmuskulatur, Verdauung
Aktivierung der Schweißdrüsen	Schweiß-drüsen	eher hemmend
Aktivierung und Produktion von ›Streßhormonen‹, die den Körper in Alarmbereitschaft versetzen	Neben-nieren	eher hemmend

Die Wirkung des sympathischen und parasympathischen Teilsystems auf verschiedene Körperfunktionen.

Ich möchte noch einmal betonen, daß beide Systeme sehr sinnvoll sind und es nur dann zu Schäden in unserem Organismus kommt, wenn negativer Dauerstreß und die damit verbundenen ständigen Überreizungen des Nervensystems zu einer Organschädigung führten.

Das vegetative Nervensystem

Bei den typischen psychosomatischen Reaktionsweisen unterscheiden wir den Sympathikotoniker und den Vagotoniker.

Der Sympathikotoniker

Diese Menschen fühlen sich häufig in dauernder Anspannung, haben öfter Bluthochdruck als andere Menschen, leiden eventuell auch an Kopfschmerzen. Sie neigen allgemein zu Unruhe und Nervosität, evtl. auch zu Unbeherrschtheit und befinden sich in einer gereizten Grundstimmung. In akuten Streßsituationen verhalten sich diese Menschen aufbrausend, indem sie in die ›Luft gehen‹ oder schreien. Ihr Körper reagiert mit einem hohen Pulsschlag. Hier ist die normalerweise harmonische Abstimmung zwischen Sympathikus und Parasympathikus in dem Maße gestört, daß durch Überwiegen des sogenannten Sympathikotonus häufiger und schneller mit einer Alarmreaktion reagiert wird. Hierbei wird deutlich, daß sich Menschen bei der gleichen Streßsituation unterschiedlich verhalten können, je nachdem ob sie in ihrem Leben durch Lernprozesse eher sympathikoton oder parasympathikoton zu agieren gelernt haben. Denn: Angeboren ist uns eine ausgewogene Anlage beider Systeme!

Der Vagotoniker

Bei diesen Menschen ist hingegen das Gleichgewicht in Richtung des Parasympathikus verschoben. Äußerlich wird man diesen Menschen kaum Erregung anmerken, sie wirken äußerlich ruhig

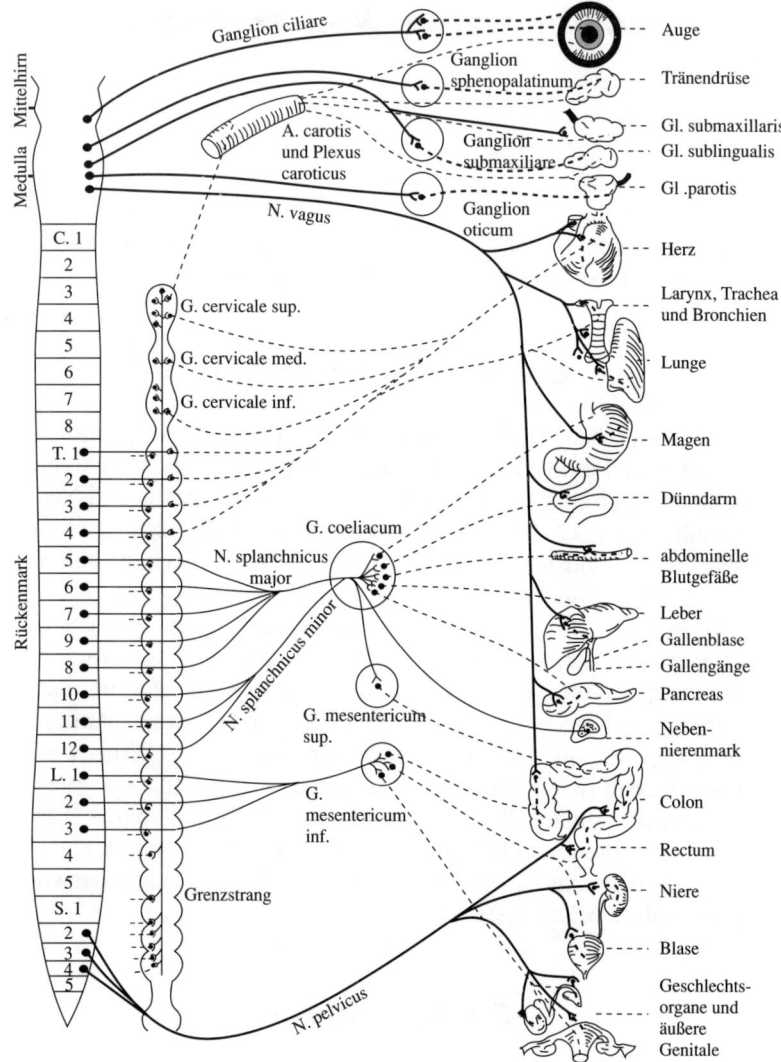

Das vegetative Nervensystem.
Die kräftigen Linien stellen die parasympathischen,
die dünneren die sympathischen Nervenbahnen dar

und beherrscht. Sie tragen den inneren Konflikt jedoch kompensierend durch parasympathische Reaktionen aus, wie etwa Magen- und Darmstörungen. In akuten Situationen kommt es ebenfalls zu Kopfschmerzen, allerdings durch den Blutdruckabfall zu einer allgemeinen Blutleere im Gehirn. Der Vagotoniker reagiert dann eher mit Benommenheit oder Schwindelgefühlen. Gleichgültig ob Vagotoniker oder Sympathikotoniker, es handelt sich immer um die gestörte Balance in unserem vegetativen System, was dann zu den psychosomatischen Störungen führt.

Selbstverständlich sind die oben genannten Typen hier in ihren Extremformen geschildert, während es viele Mischformen gibt. Allgemein kann noch ergänzt werden (siehe Abb.), daß die sympathischen Nervenimpulse mehr im Wachzustand, also am Tage, unsere psychosomatischen Vorgänge regulieren, während der Parasympathikus eher die aufbauenden Vorgänge in der Nacht regelt.

Psychosomatik – nichts Krankhaftes

Psychosomatik bedeutet also nichts Krankhaftes, sondern die von der Natur gegebene sensible Anpassungsfähigkeit von Körper und Seele an unsere Umwelt. Psychosomatik stellt also im Idealfall eine Optimierung unserer inneren Bedürfnisse dar. Alle diese Dinge sind jedoch nicht nur durch Erbanlagen geregelt, sondern sie sind zu einem großen Teil in unserem Leben erlernte Verhaltensweisen. Solche erlernten Programme oder Bewältigungsstrategien finden wir somit sowohl im ›System Körper‹ wie auch im ›System Seele‹, da beide Ebenen in unserem Leben entwicklungs- und lernfähig sind. Auch hier ein einfaches Beispiel: Das Kleinkind lernt sowohl rein körperliche Fähigkeiten (z. B. laufen und andere motorische Fertigkeiten) wie auch die Äußerung seelischer Bedürfnisse. Dabei ist klar, daß dieses Lernen von vielschichtigen psychischen wie körperlichen Bedingungen abhängig ist. Jedes noch so kleine Lernprogramm in unserem Leben bedeutet also immer körperliche und seelische Vorgänge zugleich. So beinhaltet Autofahrenlernen beispielsweise:

1. Erlernen körperlich zu betätigender Mechanismen, wie beispielsweise Bremsen, Schalten, Kupplung treten usw.
2. Gleichzeitiges Erlernen der psychischen Entscheidungsprozesse, wann diese Vorgänge abrufbar gemacht werden.

In diesem Sinne ist — wie viele andere Dinge im Leben — auch Autofahren ein typisch psychosomatischer Lernvorgang.

Die psychosomatische Botschaft — oder Biofeedback ohne Gerät

Wie bereits erwähnt, orientieren sich leider heutzutage die meisten Behandlungsformen im medizinischen Sinne nach dem Modell einer Bekämpfung von äußeren Feinden. Nach wie vor wird einseitig danach geforscht, wie z. B. die Krebserkrankung (die zweithäufigste Todesursache) auf rein körperlicher Ebene angegangen werden kann. Auch die äußeren Mittel und Wege — nämlich über rein medikamentöse Therapie —, Arteriosklerose (häufigste Ursache von Herzinfarkt) oder Arterienverkalkung aufzuhalten, um damit Schlaganfälle und Durchblutungsstörungen zu vermindern, bleiben relativ erfolglos.

Viele dieser Erkrankungen sollten wir auch als Störungen annehmen, die sich im Zusammenhang mit unserer Umwelt, mit unseren Lebensproblemen oder Gewohnheiten, mit Gefühlen oder Einstellungen entwickelt haben. Dabei erleichtert unsere *Seele-Körpereinheit* eigentlich den Weg dahin. Seelische oder körperliche Störungen machen uns häufig im Frühstadium darauf aufmerksam, daß ein Ungleichgewicht entstanden ist. Der einseitige Versuch, durch symptomorientierte Gegenmittel ein Gleichgewicht wiederherzustellen, kann der Ursache nicht auf den Grund gehen. Ganzheitliche Betrachtungsweisen sollten daher in Verbindung mit medizinisch-wissenschaftlichen Erkenntnissen dazu führen, den Funktionszusammenhang zwischen körperlichen und seelischen Störungen zu erkennen. Unser gesamtes Gesundheitsverhalten mit seinen vielen Variablen ist dabei zu untersuchen. Hieraus können wir später die *Botschaft unserer persönlichen Störung erkennen*. Das Krankheitssymptom als Botschaft hat also keineswegs nur negativen Überlaufcharakter, sondern auch positive Mitteilungskraft.

Wir sollten also versuchen, unsere Störung — als Ausdruck unserer gesamten Person — wahrzunehmen, sie zuzulassen, um sie zu begreifen. Sicher bedeutet dies anfangs auch die Überwindung einer inneren Hürde, da wir uns Gedanken über die Ursachen machen müssen. Der positive Erfolg bei dieser Ursachenforschung vermittelt uns jedoch ein neues und umfassenderes Verständnis für die eigene Person, ein höheres Selbstwertgefühl wie auch eine bessere Vorsorge vor weiteren zukünftigen Erkrankungsmöglichkeiten. Dies vor allem, wenn wir neue Sicht- und Verhaltensweisen erkunden und bestimmte Lebenseinstellungen verändern lernen. Einer zunächst vielleicht schwierigen Phase der Umorientierung wird dann eine größere Befriedigung unserer wirklichen inneren Bedürfnisse folgen.

Hier einige Erklärungen, um bestimmte typische Störungen umfassender zu verstehen.

Häufiger Schnupfen, nervöser Schnupfen (Rhinitis vasomotaica), Erkältungen

Tritt besonders häufig bei Personen auf, die mit Situationen konfrontiert werden, mit denen sie innerlich nichts zu tun haben wollen. Meist steckt dahinter auch der Wunsch, daß ein anderer die Verantwortung für bestimmte Dinge übernehmen sollte.

Erkrankungen der Atemwege (Asthma)

Hierbei wurden häufig ähnliche Einstellungen festgestellt wie bei oben genanntem ›nervösen Schnupfen‹. Allerdings zeigen Menschen, die an asthmatischen Beschwerden leiden, häufig eine noch stärkere *Unterdrückung ihrer Gefühle*. Meist werden Asthma-Attacken auch vom sogenannten ›nervösen Schnupfen‹ begleitet. Auf körperlicher Ebene deutet die Reaktion der Nasen- und Lungenschleimhäute auf schädigende Stoffe darauf hin, daß die Schleim-

28

häute durch Anschwellen und Verengung sowie eine Übersekretion den jeweiligen Stoff auszuschwemmen versuchen. Wenn sich diese Veränderung lediglich auf die Nasenschleimhäute beschränkt, entsteht ein nervöser Schnupfen, wenn auch die Bronchien betroffen sind, Asthma.

Kalte und feuchte Hände, übermäßiges Schwitzen

Dieses für den Betroffenen deutlich spürbare und häufig in einer unangenehmen Situation auftretende Phänomen kommt vornehmlich bei Menschen vor, die in bestimmten Lebenssituationen glauben, etwas tun zu müssen, ›jedoch nicht wissen was‹. Die innere Haltung – »Eigentlich müßte jetzt irgend etwas geschehen« – spiegelt sich in dieser Körperreaktion wider. Häufig handelt es sich dabei auch um Wünsche oder Gefühlsregungen, deren Ausführung besonders angstbesetzt oder kaum realisierbar ist. Typische Grundhaltung könnte sein: »Am liebsten hätte ich meinem Chef eine Ohrfeige gegeben« oder: »Am liebsten hätte ich ihn erwürgt.«

Bei der sogenannten *Raynoudschen Erkrankung* ist die Kälte in den Händen besonders extrem und der Wunsch nach aggressiver Aktion besonders groß. Die Kälte der Haut bedeutet auf physiologischer Ebene eine Gefäßverengung, also eine Vermeidung von Wärmeverlust. Diese ist natürlicherweise genau dann erforderlich, wenn dem Organismus aufwendige Aktivitäten bevorstehen.

Hautrötungen (Urticaria), Nesselsucht

Diese Erkrankung tritt besonders häufig bei Menschen auf, die sich gefühlsmäßig schlecht behandelt, förmlich geschlagen fühlen und keine Möglichkeit einer Abwehrreaktion sehen. Meist beschäftigen sich diese Menschen mit dem, was ihnen alles angetan wurde, ohne jedoch nach Auswegen, Lösungen oder Abwehrreaktionen zu suchen. Auf körperlicher Ebene ist eine Gefäßerweiterung eine Hautreaktion auf schädigende Einflüsse und Verletzungen. Bei intensiver Gefäßerweiterung bilden sich sogar Quaddeln. Diese Hautreaktion kann mit einem seelischen Tiefschlag in Verbindung gebracht werden, den der Mensch verspürt. Eine schwache Hautreaktion auf ein Gefühl innerer Ausweglosigkeit tritt auch dann auf, wenn beispielsweise Patienten den Eindruck haben, daß sie kritisch betrachtet werden, ohne daß sie etwas dagegen unternehmen könnten: »Ein Gefühl von Verlegenheit und Verwirrtheit machte sich bei mir breit.« Typisch: Erröten, Flecken am Hals.

Bluthochdruck (Hypertonie)

Die Grundhaltung derjenigen Menschen, die an Bluthochdruck leiden, ist häufig von dem Eindruck geprägt, daß sie sich um alles kümmern müßten. Sie haben das Gefühl, ständig auf der Hut sein zu müssen, um sämtlichen Gefahren ausweichen zu können: »Wenn ich das jetzt nicht tue, macht das ja doch kein anderer.« Auf körperlicher Ebene kann der Bluthochdruck auch als Schutzreaktion des Körpers bei kämpferischen Auseinandersetzungen interpretiert werden.

Schmerzen im Bereich der Lendenwirbelsäule, Rückenbeschwerden

Besonders häufig klagen diejenigen über Rückenbeschwerden, deren Grundhaltung von dem Wunsch geprägt ist, aus bestimmten Situationen oder Lebensbereichen zu flüchten: »Am liebsten würde ich alles stehen und liegen lassen und abhauen.« Der Fluchtgedanke – das Wegrennen – würde dabei Bewegung des Körpers mit einschließen, für die die Muskulatur im Lendenwirbelsäulenbereich besonders wichtig wäre. Allein der Gedanke daran, schwere Gewichte oder Lasten tragen oder wegrennen zu müssen, führt nachgewiesenermaßen zu einer Anspannung der jeweiligen Muskulatur, also auch zu eventuell längerfristigen Kontraktionen der Skelettmuskulatur wie zu Verspannungen und Schmerzen.

Kopfschmerzen (Migräne)

Wie bereits erwähnt, zeigt die innere Haltung von denjenigen, die häufig über Spannungskopfschmerzen klagen, etwas von Zwanghaftigkeit oder auch das Bedürfnis nach Perfektionismus: »Ich muß das eben machen, ich kann das nicht sein lassen.« Die Reaktion der Kopfgefäße, sich nach einer Erweiterung zu verengen und den Schmerz auszulösen, entspricht dem zwanghaften Bestreben, etwas unbedingt tun zu müssen, es nicht sein lassen zu können.

Suchtverhalten
(Nikotin, Alkohol, Fettsucht und Magersucht)

Diese Menschen neigen besonders dazu, eigene Gefühle im Zusammenhang mit nahen Bezugspersonen zu unterdrücken. Das jeweilige Suchtmittel stellt gleichsam einen Ersatz für das fehlende eigene Selbstbewußtsein dar, das eigentliche Problem angehen zu können. So kann das Bedürfnis nach einer Zigarette vielleicht auch als Wunsch nach Zärtlichkeit, der Genuß eines Rauschmittels als Flucht aus der nicht beherrschten Realität verstanden werden. Unausgelebte Gefühle werden durch das Suchtverhalten ersatzmäßig befriedigt. Fehlendes Selbstvertrauen wird durch das ›Festhalten an anderen Dingen‹ ersetzt: ›Sich am Glas Bier festhalten‹. Ein großer Mangel an Zärtlichkeit in zwischenmenschlichen Beziehungen führt dabei häufig zu Eßstörungen, wobei die Magersucht am ehesten bei einer ambivalenten, also gefühlsmäßig sehr gegensätzlichen Beziehung zur Mutter entstehen kann. Das ›Nicht-Zulassen-Können gegensätzlicher Gefühle‹ wird jeweils durch die Kompensation eines gefühlsmäßigen Anteils gemildert: ›Den Ärger in sich hineinfressen‹ oder ›das Sich-Lösen-Wollen‹ von schädigenden Inhalten durch gewolltes Erbrechen.

Diese Beispiele sollten Ihnen nur einen kleinen Einblick in den Problembereich geben. Ich hoffe, sie verschlagen Ihnen nicht den Atem oder liegen Ihnen schwer im Magen. Sicher haben Sie genug

Rückgrat, zukünftig nicht mehr alles in sich hineinzufressen und unter die Haut gehen zu lassen. Die dargestellten wichtigsten Entspannungsverfahren mögen Ihnen dabei helfen, das Verhältnis zu Ihrem eigenen Körper wie auch Ihrer jeweiligen seelischen Verfassung zu verbessern. Wer mit seinem Körper und seiner Seele im Einklang ist, der ist auch mit sich selbst zufrieden.

Wie laufen
Lern- und Informationsvorgänge
in unserem Gehirn ab?

Schon bei der rein äußerlichen Betrachtung unseres Gehirns fällt ein tiefer Einschnitt zwischen der linken und rechten Hirnhälfte auf.

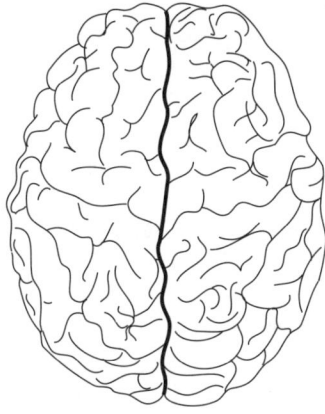

Linke und rechte Hirnhälfte (von oben gesehen)

Diese linke und rechte Hirnhemisphäre unterscheiden sich keineswegs nur durch ihre anatomische Trennung, sondern auch in ihrer Zuordnung bei unseren geistigen Tätigkeiten. Alles was z. B. mit Schreiben, Sprechen und Rechnen zu tun hat, läuft hauptsächlich über die linke Hirnhälfte ab. Die eher gefühlsmäßige und gestalterische Auseinandersetzung mit Figuren, räumlichen Dingen sowie die Orientierungsfähigkeit werden in erster Linie von der rechten

33

Hirnhälfte aus gesteuert. Beide Steuerungssysteme laufen nicht etwa unabhängig voneinander ab, sondern greifen ineinander, also auch auf dieser Ebene laufen psychosomatische Vorgänge immer gleichzeitig und ineinander verzahnt ab. Lernprozesse, die häufig mit kontrollierten, also bewußten, mit Wort und Zahlen eng verbundenen Informationsverarbeitungen einhergehen, sind daran erkennbar, daß auch hier der ganze Körper beansprucht wird: Das

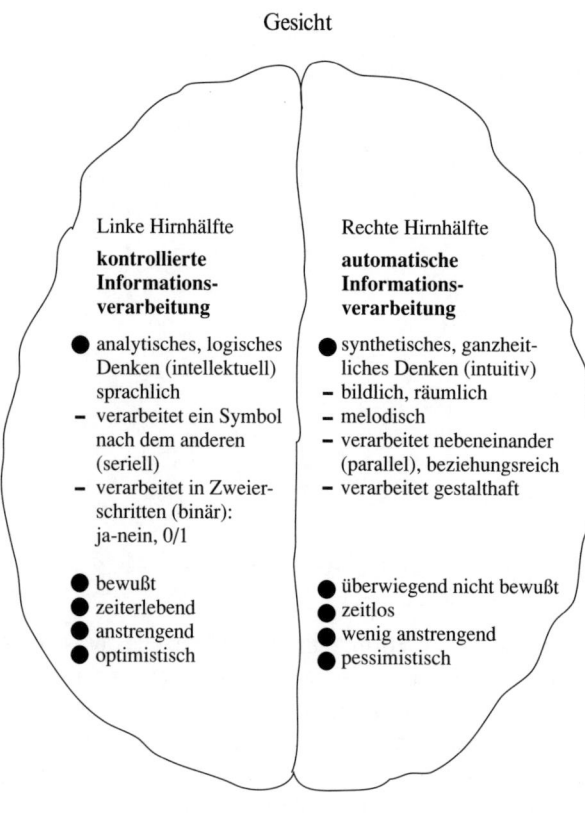

Gesicht

Linke Hirnhälfte

**kontrollierte
Informations-
verarbeitung**

● analytisches, logisches
  Denken (intellektuell)
  sprachlich
– verarbeitet ein Symbol
  nach dem anderen
  (seriell)
– verarbeitet in Zweier-
  schritten (binär):
  ja-nein, 0/1

● bewußt
● zeiterlebend
● anstrengend
● optimistisch

Rechte Hirnhälfte

**automatische
Informations-
verarbeitung**

● synthetisches, ganzheit-
  liches Denken (intuitiv)
– bildlich, räumlich
– melodisch
– verarbeitet nebeneinander
  (parallel), beziehungsreich
– verarbeitet gestalthaft

● überwiegend nicht bewußt
● zeitlos
● wenig anstrengend
● pessimistisch

Hinterkopf (Querschnitt)

Herz schlägt rascher, der Blutdruck erhöht sich, der Hormonhaushalt verändert sich. Hierbei haben unsere bewußten Verarbeitungsmechanismen, z. B. der Wille, einen direkteren Einfluß auf körperliche Veränderungen als das Herz-Kreislaufsystem. Wird unsere Wahrnehmung eher von Dingen im Raum beansprucht, so wirkt sich das etwas weniger direkt auf unser Herz-Kreislaufsystem aus. Somit wird auch klar, daß unsere Stimmung ebenfalls von den

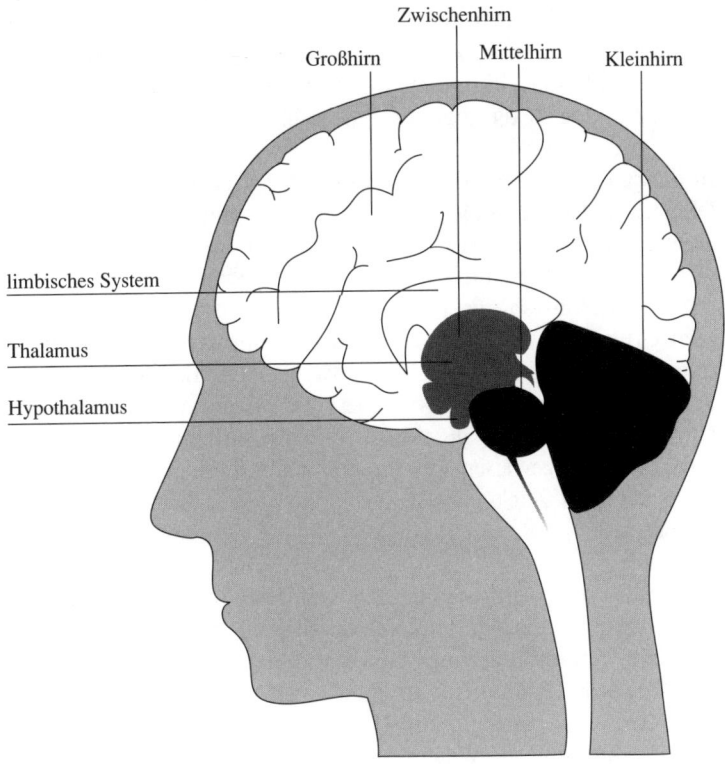

Längsschnitt durch ein menschliches Gehirn (schematische Darstellung).
Auch wenn die einzelnen Zentren des Gehirns gegeneinander abgegrenzt sind,
sind sie doch miteinander verbunden, arbeiten zusammen
und beeinflussen sich gegenseitig

Funktionen der rechten und linken Hirnhälfte abhängig ist. Ausfälle der sogenannten dominanten Hemisphäre (linke Hirnhälfte) führen außer zu Sprachstörungen (Aphasien) charakteristischerweise auch zu depressiven Verstimmungen mit Niedergeschlagenheit, Lustlosigkeit sowie Antriebsstörungen. Die betroffenen Menschen, deren linke Hirnhälfte beispielsweise durch einen Schlaganfall teilweise ausgefallen ist, reagieren oft schon auf kleine Aufregungen mit Panik, Depressionen und emotionaler Labilität. Genau umgekehrt ändert sich unser Verhalten bei Ausfällen der anderen Hirnhälfte. Kommt es zu Störungen innerhalb der rechten Hemisphäre, bleibt die Stimmung meist gut, die Menschen sind eher unternehmungslustig, sogar optimistisch.

Interessanterweise ergaben Messungen der Hirnströme mit dem EEG (Elektroenzephalogramm, bei dem minimale elektrische Spannungsschwankungen auf der Schädeloberfläche gemessen werden), daß während sprachlich-numerischen Lernverarbeitungen, also der linkshirnigen Tätigkeit, die jeweils andere Hirnhälfte relativ ruhig ist. Während also die sogenannte dominante (vorherrschende) Seite arbeitet – wie etwa bei dem Beispiel Rechnen, Schreiben, Sprechen –, produziert die andere Seite sogenannte Ruhewellen im EEG im Alpharhythmus. Auch konnte wissenschaftlich nachgewiesen werden, daß während solcher Lernprozesse ein erhöhter Zuckerstoffwechsel in der linken Gehirnhälfte vorhanden ist.

Neben der zentralen Rolle unseres Gehirns nimmt bei allen diesen Lernvorgängen die Atmung eine Sonderstellung innerhalb der vegetativen Nervenfunktionen ein. Der Atemrhythmus harmonisiert das Wechselspiel unseres autonomen Nervensystems, also die Balance zwischen parasympathischen und sympathischen Impulsen. Lernen kann also als Wechselspiel zwischen unbewußten und bewußten Nervenvorgängen unter Integration der Fähigkeiten der linken und rechten Hirnhälfte verstanden werden. Lernprozesse können dabei in positive wie negative Richtung gehen: So können Menschen lernen, bereits auf kleine Ängste verstärkt mit Angst und Panik zu reagieren, andererseits können wir auch lernen, uns weniger aufschäumend zu verhalten. So gesehen kann man davon ausgehen, daß sogenannte *psychosomatische Störungen und Erkrankungen* wie Verspannungen, Kopfschmerzen, Herz-, Magenschmerzen und Schlafstörungen das Ergebnis negativer Lernprozesse sind. Ein ebensolcher negativer Lernprozeß ist die verstärkte

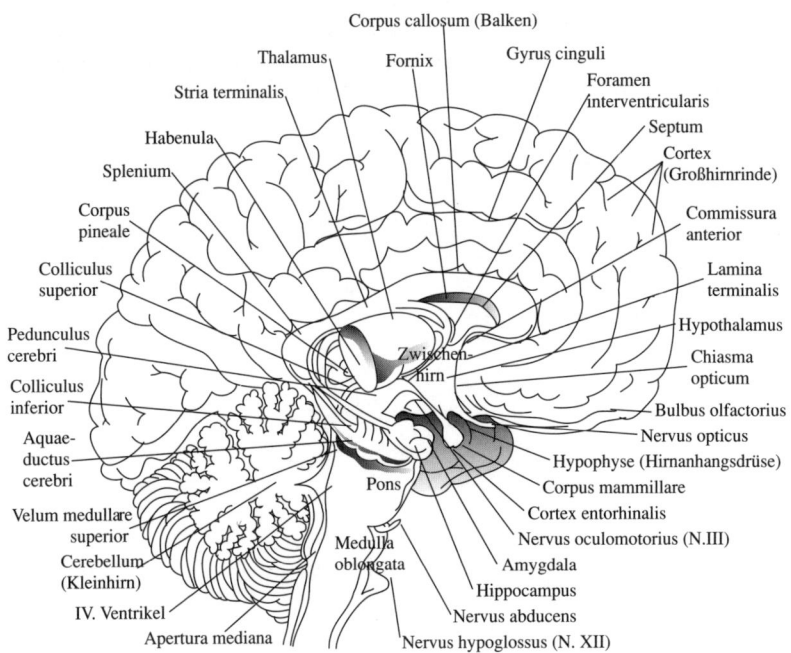

Das menschliche Gehirn und seine Funktionen.
Wichtige anatomische Regionen des Gehirns, hier meist mit ihren Fachbezeichnungen wiedergegeben. Zu ihnen gehört die Großhirnrinde (Cortex), die als Sitz der intellektuellen Fähigkeiten gilt, der Sehhügel (Thalamus), ein ›Trichter‹, der dem Cortex sensorische Information zuführt, das Kleinhirn (Cerebellum), dem die Kontrolle der Willkürmotorik obliegt, sowie Zwischenhirn, Brücke (Pons) und verlängertes Rückenmark (Medulla oblongata), die Grundfunktionen des Lebens wie Atmung und Herzschlag regulieren.

Absonderung von Magensäure bei denjenigen, die Ärger weniger abbauen als vielmehr ›herunterschlucken‹. Erlernen wir dann im Laufe unseres Lebens, immer mit demselben Organsystem zu reagieren (wir kennen Magentypen, Kopfschmerztypen usw.), so kann das jeweilige System selbstverständlich auch nicht nur überreagieren, sondern auch auf Dauer geschädigt werden (Herzinfarkt, chronische Schlafstörung oder ähnliches).

In diesem Sinne ist es erforderlich, wieder neue psychosomatische Lernprozesse zu aktivieren, die eine Balance der vegetativen Prozesse durch eine körperlich-seelische Harmonie herstellen.

Unser Bewußtsein –
was ist das eigentlich?

Um die tieferen Hintergründe unserer Wahrnehmungsmöglichkeiten, unserer Erlebensqualitäten und unseres Fühlens verstehen zu können, müssen wir die Strukturen und die Entstehungsmechanismen dieser Vorgänge einmal näher betrachten. Obwohl wir noch weit davon entfernt sind, die genauen Abläufe von ›Gefühlsverarbeitungen‹ in unserem Gehirn zu kennen, wissen wir doch einiges. Um Biofeedback und die Zusammenhänge von psychosomatischen Vorgängen besser verstehen zu können, wollen wir einen Abstecher zu den neurologischen Grundlagen unternehmen. Die vielfältigen Strukturen und Abhängigkeiten aller Vorgänge unseres Gehirns und die damit in Zusammenhang stehenden geistig-emotionalen Prozesse seien Ihnen an einem Fall aus der Praxis geschildert.

Der junge 21jährige Patient, der vor mir sitzt, wirkt leicht abwesend und in sich gekehrt. Mit der rechten Hand hält er den geschwächten linken Arm fest, da er nicht die Kraft hat, den Arm auf dem Schoß ruhen zu lassen. Auch das linke Bein ist geschwächt. Ich beginne mit ihm über die Schwere seiner Erkrankung zu sprechen, und ich frage ihn danach, wie er sich fühlt. Er beginnt schallend zu lachen. Auch bei mehrmaligem Nachfragen über seinen Gemütszustand gibt er keine Antwort, sondern lacht. Im weiteren Verlauf gibt er lächelnd an, daß er, so befremdend es klingen mag, auch bei traurigen Dingen lachen müsse. Er könne, auch wenn er sich innerlich betrübt fühle, nicht weinen oder traurig sein, sondern müsse lachen. Sie werden sich jetzt fragen: Wie kann das geschehen? Ist das Bewußtsein oder die Wahrnehmung von dem Jungen gestört gewesen? Wie kann es passieren, daß Gefühle eine ganz andere Ausdrucksform bekommen?

Vom Körper zum Geist

Der oben beschriebene Fall aus meiner Praxis läßt sich durch eine neurologische Erkrankung erklären. Im Falle des jungen Patienten sind bestimmte Funktionsweisen des Gehirns durch eine Blutung verursacht worden. In diesem Falle hatte der Patient durch das plötzliche Platzen eines Gefäßes im Bereich der rechten Hirnhälfte, in der Nähe des sogenannten *limbischen Systems,* eine Halbseitenlähmung auf der linken Seite erlitten. Er hatte einige Wochen, lebensbedrohlich erkrankt, auf einer Intensivstation gelegen. Danach war der Patient – wie durch ein kleines Wunder – wieder erwacht und hatte sich allmählich regeneriert. Trotz der anfänglichen völligen Lähmung der linken Seite mit gleichzeitig bestehender Gefühllosigkeit hatte im Laufe der letzten Monate eine psychische wie körperliche Stabilisierung eingesetzt. Geblieben war jedoch, neben der Schwäche der linken Körperseite in Armen und Beinen, das Symptom des *Zwangslachens.* Bestimmte Informationen des Gehirns und vorher gemachte Erfahrungen konnten nicht mehr richtig ›eingebaut‹ werden. Es ist ihm nicht mehr möglich zu weinen, obschon ihm sein Gefühl es bewußt werden läßt: Der Körper reagiert anders, obwohl der Geist eine andere Sinnesqualität empfindet. Es zeigt uns, wie im normalen Leben unser Körper und Geist, also auch subjektives Empfinden und bestimmte Zustände unseres Lebens, sehr viel enger miteinander verknüpft sind, als wir uns dessen oft bewußt werden. Bestimmte Hirnzellen, die auf körperlicher Ebene für das äußere Bild eines Gefühls zuständig waren, sind in diesem Fall durch eine Blutung zerstört worden. Sonderbarerweise bleibt ihm dennoch das Gefühl erhalten.

Wichtig scheint dabei zu sein, daß einmal gemachte Erfahrungen in unserem Leben gleichsam ›Spuren‹ in unserem Gehirn hinterlassen, die uns bewußt werden können, obschon einige Hirnanteile in ihrer Funktion ausgefallen sind. Wir wissen bis heute nicht genau, wie weit die willentliche Steuerung — bewußter und unterbewußter Vorgänge — in unserem Gehirn abläuft. Wir wissen jedoch, daß all diese Prozesse wie durch einen gegenseitigen Regelkreis voneinander abhängig sind, sich gegenseitig beeinflussen und lernfähig sind.

Psychosomatik bedeutet auch im tieferen Sinne, daß ein Biofeedback (eine Rückkopplung geistig-körperlicher Prozesse) auch für unterbewußte Vorgänge existiert. Das, was wir heute schon messen und nachweisen können, beweist dies.

Wir wissen, daß emotionale Zustände unsere Hormonproduktion verändern. Wir wissen auch, daß beispielsweise elektrische Felder wiederum gefühlsmäßige Zustände verändern können und umgekehrt. In unserem Bewußtsein existieren verschiedene Ebenen. Auch ein häufig beobachteter Fall auf der Intensivstation eines neurologischen Krankenhauses zeigt Ihnen folgendes:

Menschen, die einen Schlaganfall erlitten haben und bei denen beispielsweise eine Körperhälfte gelähmt und taub ist (wie man durch Untersuchungen feststellen kann), glauben anfangs, ihr gelähmtes Bein oder ihren gelähmten Arm noch lebhaft zu bewegen. Auf die Aufforderung, mit der gelähmten Hand einmal fest die eigene Hand zu drücken, wurde oft geantwortet: »Ja, ich tue es doch die ganze Zeit, ich spüre, wie ich die Hand fest drücken kann.« Das Bewußtsein des Patienten hatte noch nicht gelernt, daß die Erfahrung des Handdrückens gar nicht mehr ausführbar ist.

Noch faszinierender und rätselhafter ist auch die Tatsache, daß es bestimmte Bewußtseinsebenen gibt, die noch nicht eindeutig durch lokalisierbare unveränderte Hirnbezirke erklärbar sind. Je nachdem, welche Tore zur Wahrnehmung körperlicher oder psychischer Prozesse geöffnet oder auch eingeengt werden, wie etwa in Trancezuständen — z. B. in der Hypnose —, kann sich auch das Bewußtsein verändern. Sind bestimmte äußere Sinneskanäle unserem Bewußtsein weniger zugänglich, wie beispielsweise im Schlaf, so scheint sich unser Unterbewußtsein einen weiteren Weg nach oben, zu unserem Bewußtsein zu bahnen. Denken Sie nur einmal daran, wie Sie im Traum die Schranken der Realität mühelos überwinden. Sie können fliegen, stürzen, ohne sich zu verletzen, werden verfolgt oder kommen nicht von der Stelle, obwohl Sie eigentlich fliehen wollen. In allen diesen Fällen ist unsere bewußte gefühlsmäßige Ebene jedoch sehr ausgeprägt. Gefühle von Angst und Schrecken, von Freude und Trauer werden im Traum sehr intensiv erlebt.

Im Traum kann Unverarbeitetes, Verdrängtes oder am Tag vorher Erlebtes ungestört verarbeitet werden. Unser Geist arbeitet gleichsam Angestautes ab, wobei jedoch unser Körper keineswegs untätig bleibt. Wir kennen im Schlaf Phasen, in denen besonders viel geträumt wird, dabei ist unsere Schlaftiefe weniger intensiv, wie wir an Messungen der Hirnströme feststellen können. Auch körperliche Veränderungen − Drehen der Augen (REM-Phase = Rapid-Eye-Movement), Muskelanspannen, Schwitzen, schnellerer Herzschlag, schnellere Atmung − finden in dieser Phase statt. Völlig ohne unser Dazutun bahnt sich unser Geist seinen Weg. Unser Bewußtsein und unsere Wahrnehmung können jedoch auch durch chemische Prozesse verändert werden. Denken Sie dabei nur an die enthemmende Wirkung von Alkohol. Werden beispielsweise spezifisch für die Wahrnehmung verantwortliche Teile unseres Gehirns beeinflußt − etwa durch sogenannte psychedelische (bewußtseinsverändernde) Drogen wie z. B. durch LSD −, können Trugbilder entstehen: Zeit und Raum wandeln sich. Versuchspersonen, die unter LSD standen und beobachtet wurden, hatten keinen Sinn für Vergangenheit und Zukunft. Die Zeitvorstellung wird außer Kraft gesetzt und ist für diese Menschen nicht mehr greifbar. Die Zeit vergeht einmal langsamer und einmal schneller. Auch die Konsequenzen des eigenen Handelns werden häufig ignoriert. Unter Drogen können bestimmte Hemm-Mechanismen unseres Gehirns ausgeschaltet werden, so daß Unbewußtes unseren Geist beschäftigt, und Ängste zur Oberfläche drängen können. Auch Wahnvorstellungen, z. B. daß eigene Körperteile als riesig empfunden werden, können auftreten. Wir kennen ähnliche Zustände auch von sogenannten paranoiden Psychosen, in denen Wahnvorstellungen die Bewußtseinsebene streckenweise völlig bestimmen. Hierbei beherrschen meist erschreckende Gedanken, Bilder mit optischen und akustischen Wahrnehmungen, die für den Betreffenden realistisch sind, das Erleben.

Ein Patient, der phasenweise unter solchen Zuständen leidet, berichtete mir in einer gesunden Phase:

»Ich spüre nicht genau, wann und wie es losgeht. Ich merke dann nur, daß irgend etwas nicht stimmt. Gedanken drängen sich auf, werden immer lauter, wie eine Stimme, die mir bestimmte Befehle gibt, etwas zu tun oder zu lassen. Ich fühle mich beeinflußt, kann mich nicht dagegen wehren. Ich fühle mich wirr, ausgeliefert und erregt. Meine Gedanken fließen dann durch den ganzen Raum, in dem ich mich befinde, Stimmen sprechen zu mir. Ich kann nichts tun.«

Im oben genannten Fall konnte sich der Patient beim Erzählen von den für ihn furchtbaren Wahrnehmungen während einer paranoiden Psychose distanzieren. Es bleibt aus medizinischer Sicht in solchen Phasen nur die Aufgabe, bestimmte Medikamente, die durch biochemische Wirkung bestimmte Hirnareale in ihrer Funktion einengen, zu verabreichen. Sie können sich selbst vorstellen, wie schwierig das ist, da wir bis heute noch gar nicht genau wissen, wo eine solche Wahrnehmung in unserem Gehirn produziert wird.

Im Feedback von Körper und Geist scheint jedoch der Geist über dem Körper zu stehen, obschon dieser natürlich erst einmal vorhanden sein muß, um geistige Prozesse ablaufen zu lassen. Dennoch bleiben geistige Prozesse wie Wahrnehmung und Erleben ein Phänomen, das nicht so einfach einer körperlichen Ebene zuzuordnen ist.

Eine weitere interessante Tatsache brachte uns die neuropsychologische Forschung der letzten Jahre. Wir wissen, daß bestimmte Wahrnehmungen und emotionale Zustände auch ähnliche Hirnwellenmuster hervorrufen (Alpha-EEG und Spannungszustand). Solche Gefühlszustände können auch als kurzzeitige Erfahrungen bestimmter Art angesehen werden, die für einige Sekunden bis zu einer halben Minute elektrische Spuren in unserem Gehirn hinterlassen. Werden solche Erfahrungen öfter gemacht, bleiben nicht nur elektromagnetische Spuren zurück, die kurze Zeit nachweisbar und mit unserem Kurzzeitgedächtnis zu vergleichen sind, sondern auch biochemische. Wir sprechen von Gedächtnismolekülen, die sich auch nachweisen lassen, wenn bestimmte Lernvorgänge vorhanden sind. Wissenschaftler konnten dies durch ein Tierexperiment belegen.

Einer Gruppe Mäuse wurde das Vermeidungsverhalten antrainiert, in eine bestimmte Ecke des Käfigs zu springen. Dieses Verhalten kann dadurch erreicht werden, daß in einer Ecke des Käfigs jeweils ein elektrischer Schlag ausgelöst wurde. Danach bekamen untrainierte Mäuse das Gehirn der trainierten Tiere als Nahrung und vermieden ebenfalls eine Zeitlang die gleiche Ecke. Die Botschaft einer erlernten Fähigkeit mußte also biochemisch weitergegeben worden sein, in Form von Proteinmolekülen, die diese Information speicherten.

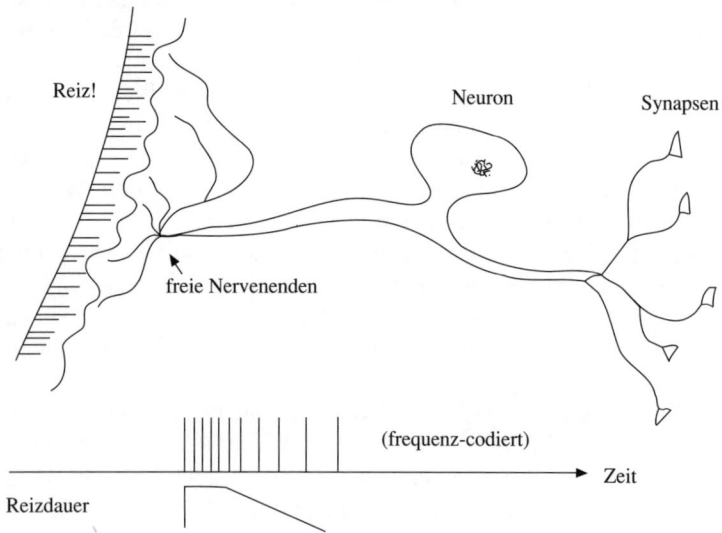

Impulsfolge bei abnehmendem Hitzereiz in normaler Nervenfaser!

Schmerzentstehung und Weiterleitung
(Körperlicher Schmerz)

In ähnlicher Weise wäre zu erklären, daß Menschen, die beispielsweise an einem ›Phantomschmerz‹ leiden (etwa Kriegsveteranen mit amputierten Gliedmaßen), immer noch die Erfahrung und Wahrnehmung der jeweiligen Gliedmaßen gespeichert haben. Denn der ›Phantomschmerz‹ besagt, daß das nicht mehr vorhandene Bein immer noch schmerzt. Auf der Bewußtseinsebene ist das jeweilige Körperglied noch vorhanden. In Gedanken ist das Erfahrene noch vorhanden, obwohl einem solchen Menschen die neuronalen Informationen über den Körperteil fehlen.

Biofeedback und Schmerz

Wenn wir von Seele- und Körpereinheit sprechen, so müssen wir das Phänomen Schmerz ebenfalls als Geisteszustand, und weniger als auf rein körperlicher Ebene ablaufend, ansehen. Der Schmerz kann nämlich einerseits durch bestimmte Sinnesorgane übermittelt und weitergeleitet werden, um in unserem Gehirn das Gefühl Schmerz zu erzeugen. Andererseits können Schmerzsignale auch

	körperlich	seelisch	sozial
Chronischer Schmerz	Muskel-verspannung	Angst	Inaktivität
	Bewegungs-einschränkung	Hilflosigkeit	Arbeits-probleme
	Fehlstellung	Niederge-schlagenheit	Inaktivität

ohne körperliche Ursachen unser Bewußtsein beherrschen. Für das Gefühl Schmerz gilt in unserer Wahrnehmung noch etwas Besonderes: Dauert der Schmerz länger an, verspüren wir ihn stärker, nicht etwa weniger, d. h. wir gewöhnen uns nicht an den Schmerz. Dennoch ist es vielen Menschen möglich, den Schmerz teilweise zu ignorieren. Denken Sie an eine Schocksituation bei einem Unfall, bei dem sogar die Abtrennung von Gliedmaßen häufig zunächst nicht als Schmerz wahrgenommen wird. Oder denken wir an Berichte, etwa aus Kriegstagebüchern, bei denen Operationen ohne Schmerzmittel beschrieben werden, in denen der Operierte weder bewußtlos war, noch über einen unerträglichen Schmerz klagte. Das Thema Schmerz führt uns mitten in die Körper-Geist-Problematik und zu psychosomatischen Feedbackvorgängen. Die meisten

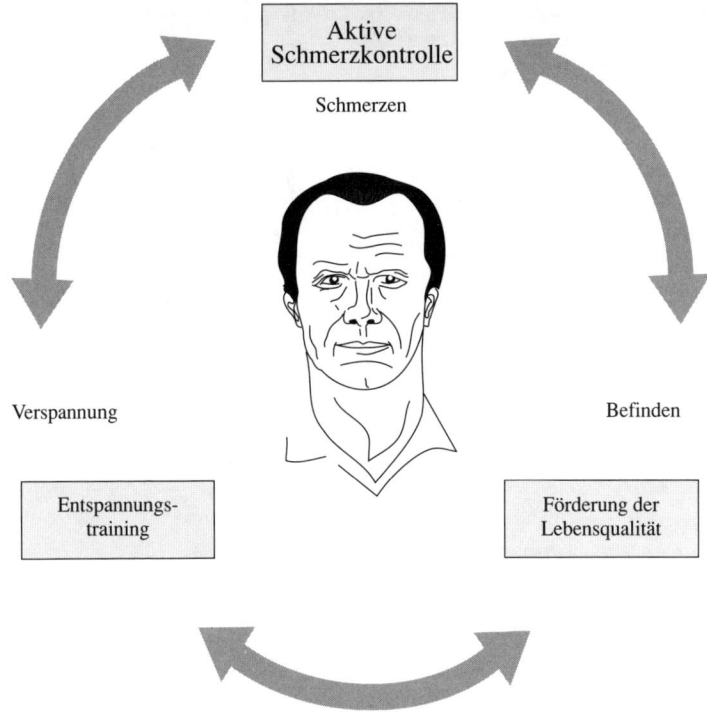

**Schmerzentstehung,
Schmerzleitung,
Schmerzverarbeitung**

1. Nervenendigungen
   (Nociceptoren)
   werden gereizt durch
   Hitze, mechanisch,
   chemisch (algogene
   Substanzen)
2. Aδ- und C-Fasern leiten
   Schmerzimpulse ins
   Rückenmark
3. Rückenmark mit ›Pförtner-
   Funktion‹, 1. Verteilerstation
4. Aufsteigende Bahnen, z. B.
   Tractus spinothalamicus, leiten
   Schmerzen ans Gehirn

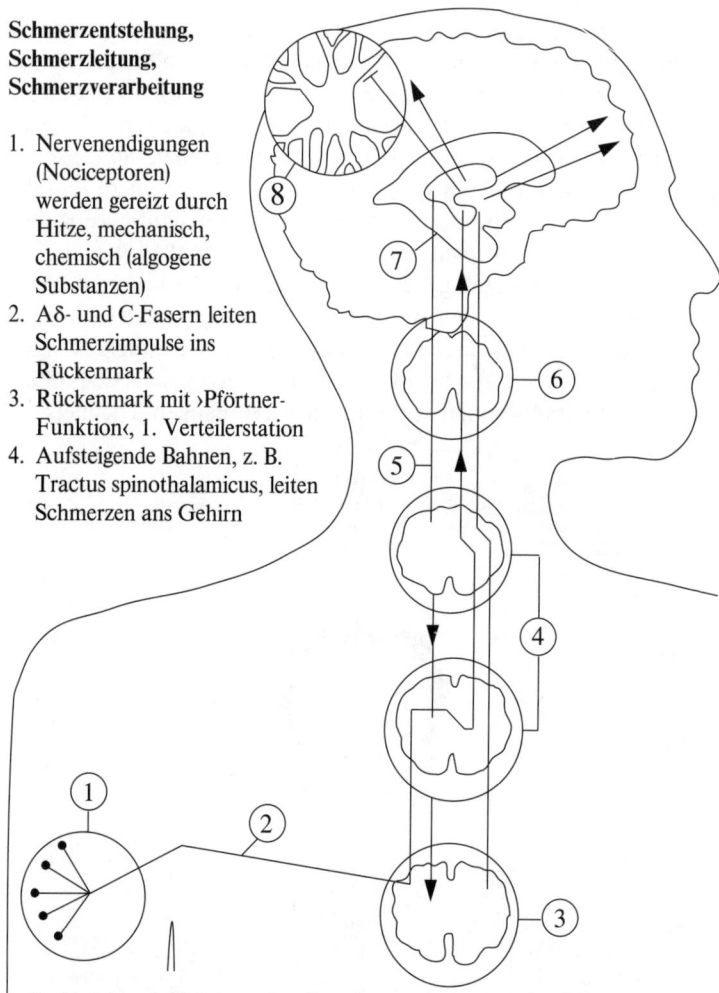

5. Absteigende Bahnen geben Impulse aus dem ›zentralen Schmerz-Unterdrückungssystem‹ an das Rückenmark weiter und hemmen Schmerzen
6. Hirnstamm, ›zentrales Schmerz-Unterdrückungssystem‹, 2. Verteilerstation
7. Zwischenhirn, 3. Verteilerstation: hier wird der Schmerz *unbewußt* durch
   Einfluß auf Hypothalamus, Hypophyse und limbisches System gefärbt
8. Großhirnrinde, hier wird der Schmerz *bewußt* erlebt

Menschen glauben, daß es bestimmte Nerven gibt, die die Informationen zum Gehirn weiterleiten. Dies ist nur teilweise richtig. Auch wenn wir bestimmte Schmerzbahnen kennen und lokalisieren können, so ist es auch heute oft noch nicht möglich, etwa durch Durchtrennung von bestimmten Nerven oder durch eine Leitungsanästhesie (Betäubung) den Schmerz zu beseitigen. Manchmal wird in solchen Fällen der Schmerz sogar intensiver empfunden. Hierbei ist die Bewußtseinsebene und Wahrnehmung eines starken Schmerzes, den wir auch als Kausalgie bezeichnen, besonders schwer zu beherrschen. Manchmal können winzige Regionen unerwartet schwere Schmerzen auslösen, die als brennend, beißend und glühend, als unerträglich geschildert werden. In solchen Fällen (Kausalgie) können schon leichte Berührungen an einer anderen Körperstelle den Schmerz in dem betroffenen Körperbereich auslösen. Dies erfordert auch in der Schmerztherapie eine Mehrgleisigkeit der Behandlung. Nicht allein auf körperlicher Ebene kann geheilt werden, sondern gerade psychologische Aspekte sind von Wichtigkeit, da der Schmerz als Gefühlswahrnehmung im Gehirn liegt und nicht etwa in dem betroffenen Körperteil. Diesen Zusammenhang kann ich Ihnen anhand von erforschten Krankheitsfällen erklären: Menschen, die an *Tabes dorsalis* leiden (das ist eine Rückenmarksschwindsucht, als Folge der Syphilis). Einem solchermaßen Erkrankten wird bei mehrmaligem Hineintauchen in gleichwarmes Wasser die Sinnesqualität eines zunehmenden Hitzeschmerzes übermittelt. Von Mal zu Mal glaubt er, in heißeres Wasser greifen zu müssen, bis er es schließlich als brennend erlebt. Ein gesunder Mensch wird jeweils die gleiche Temperatur empfinden. Hier scheint sich ein und dieselbe Eingangsinformation, nämlich der Wärmereiz, gleichsam zu summieren − zu einem brennenden Schmerz. Häufig tritt auch eine erhebliche Schmerzverzögerung auf.

Alle diese Phänomene lassen sich nicht allein aus anatomischen Gründen erklären. Geist und Körper besitzen auch in der Schmerzwahrnehmung ein Feedback, das noch viele Fragen offenläßt. Ein erregendes Forschungsergebnis der letzten Jahre ist die Entdeckung, daß unser Gehirn − durch psychische Stimuli auslösbar −

Problem Schmerz

1965 postulierten Melzack und Wall die Möglichkeit, daß Schmerzerlebnisse nicht einfach ›ungefiltert‹ von den ›Schmerzsensoren‹ im Körper an das Gehirn weitergeleitet werden. Sie sollen bereits im Rückenmark gefiltert, verstärkt oder verringert werden (Gate Control = ›Pförtner-Funktion‹). Der Schmerz, welcher meist über Aδ- und C-Fasern weitergeleitet wird, kann durch die Reizung von Aβ-Fasern unterdrückt werden. Zusätzlich besteht noch das ›absteigende zentrale (Schmerz-)Unterdrückungssystem‹, das im Hirnstamm seinen Ursprung hat und durch verschiedene Hormone (z. B. *Endorphine,* Serotonin) gesteuert wird. So ist also jedes Schmerzerlebnis, bevor es ans Bewußtsein gelangt, mehrmals gefiltert und das Ergebnis des ›körpereigenen Balancesystems‹.

Fasern, welche den Schmerzimpuls weiterleiten:

Aβ-Fasern
reagieren auf Druck und Berührung
Leitungsgeschwindigkeit (m/s): 30 − 70

Aδ-Fasern
reagieren auf Schmerz und Kälteimpulse
Leitungsgeschwindigkeit (m/s): 12 − 30

C-Fasern
reagieren auf Schmerz und Hitzeimpulse
Leitungsgeschwindigkeit (m/s): 0,5 − 2

Aβ- und Aδ-Fasern
sind myelinisiert, **C-Fasern** nicht.

Körpereigene Substanzen, welche den Schmerz modulieren:

Serotonin, *Enkephaline,* β-*Endorphin,* Substanz P, c-AMP, c-GMP, Katecholamine,…

eigene chemische Mechanismen entwickeln kann, um Schmerz zu beseitigen. Unser Körper produziert zu diesem Zweck sogenannte Morphine (Endorphine = Opiate). Vielleicht kann dies auch die oben beschriebene Unfallreaktion in Ansätzen erklären. Eventuell ist es unserem Gehirn auch möglich, akute Schmerzmoleküle zu bilden und damit Nerven zu blockieren, die zur Schmerzwahrnehmung erforderlich sind. Auch die reduzierte Schmerzwahrnehmung während eines hypnoiden Zustands oder die Wirkung der Akupunktur könnten hierdurch ein wenig verständlicher werden. Der Zusammenhang ist insofern noch komplizierter, da Wissenschaftler herausgefunden haben, daß unser Gehirn auch schmerzverursachende Substanzen (die sogenannte P-Substanz) produziert. Diese Tatsache könnte das Phänomen chronisch Schmerzkranker verständlicher machen.

Im Rahmen dieses Buches ist die Schmerzwahrnehmung deshalb von besonderer Wichtigkeit, da allein unsere Gemütsverfassung unsere Schmerzwahrnehmung verändern kann. Gelingt es uns also, durch Konzentration nur bestimmte Sinneswahrnehmungen zu erleben, können auch Schmerzen in ›Vergessenheit‹ geraten. Auch Zahnschmerzen, häufig durch vorhergehende Ängste besonders intensiv erlebbar, können allein durch Hinlenken unseres Bewußtseins auf andere Sinneseindrücke beherrscht werden. Biofeedback kann uns dabei helfen, Schmerzen dadurch besser zu ertragen, da wir uns durch Hinwendung auf andere, innere Signale gezielt ablenken. Dennoch verleugnen wir dabei nichts, wir engen unsere Wahrnehmung nur ein und können dadurch andere Informationen herausfiltern.

Das Beispiel einer Amerikanerin, die an chronischen Schmerzen infolge einer Nierenentzündung litt und durch Biofeedback die Schmerzen lindern konnte, mag Ihnen das verdeutlichen. Die Frau benötigte in den Jahren davor starke Schmerzmittel in hohen Dosen. Nach 20 Biofeedbacksitzungen, in denen sie Alpha-Feedback trainierte, brauchte sie kein Schmerzmittel mehr. Es war ihr bewußt geworden, daß sie durch einen geistigen Prozeß, nicht etwa durch körperliches Üben mit Hilfe eines Gerätes, ihren Schmerz in den Griff bekommen hatte. Sie beschrieb ihrem Arzt ihre veränderte Selbstwahrnehmung:

»Der Vorgang, in den Alphazustand zu gelangen, lenkt die Aufmerksamkeit von der Umwelt, von den Sinneswahrnehmungen des Körpers ab. Infolgedessen ist man sich vieler Dinge um sich herum nicht mehr bewußt – man ist viel stärker innerhalb seines Gehirns zentriert. Es ist eine passive Erfahrung – man läßt sich aus einem Zustand heraus, begibt sich aber nicht in einen neuen.«

Auch dies mag uns verdeutlichen, daß richtig verstandenes Biofeedback nichts mit dem bloßen Üben bestimmter vegetativer Funktionen anhand eines Gerätes zu tun hat. Ich sehe Biofeedback in seiner übergeordneten Bedeutung: Biofeedback als Auf-sich-selbst-Besinnen, einen Weg zu sich selbst finden. Die Biofeedbackforscher Elmar und Alice Green sagen hierzu:

»Es ist eine wichtige empirische Erkenntnis, daß der Biofeedbackpatient bei der Selbstregulierung einer physiologischen Reaktion (auch psychologischer Streß) augenscheinlich mit dem Streß selbst in befriedigender Weise fertig wird. Man kann auch sagen, wenn das autogene Feedbacktraining angewandt wird, scheint es, als würde das Problem aus den Gehirnstrukturen beseitigt. Der Patient genest psychisch und physisch. ... der aktive Wille ist der vertraute Typ, den wir im täglichen Leben benutzen, ohne daran zu denken. Der passive Wille dagegen muß bewußt entfaltet werden.«

Auch Lawrence Kubie erforschte Bewußtseinszustände und Veränderungen, die durch Feedback auslösbar waren. Kubie provozierte einen hypnoiden Zustand als eine andere Bewußtseinsebene dadurch, indem er Patienten die eigenen Atemgeräusche über ein akustisches Feedback bewußt machte, das dann gleichsam einen monotonen phasenhaften Reiz darstellt. Er entdeckte ebenfalls, daß ein solch hypnoider Zustand durch eine totale Muskelentspannung herbeigeführt werden kann. Beide Verfahren werden ja auch von Yogis benutzt, um einen tiefen Versenkungszustand einzuleiten. Über den Bewußtseinszustand, der über Feedback erreichbar ist, schrieb Kubie im Jahre 1943:

»Die hypnagoge Vorstellung kann man einen Traum ohne Verzerrung nennen. Der unmittelbare Auslöser ist das unerledigte Geschäft des Tages, aber wie der Traum leitet es sich vom unerledigten Geschäft eines ganzen Lebens her ... Was immer die Erklärung sein mag, mit hypnagogen Vorstellungen können signifikante Informationen über die Vergangenheit direkt zugänglich gemacht werden, ohne daß wir hier auf die Interpretation von Träumen näher eingehen ... Wahrscheinlich tritt in diesem teilweisen Schlaf, in diesem Niemandsland zwischen Schlafen und Wachen, eine Form der Loslösung auf, die es möglich macht, die hartnäckigeren Widerstände zu umgehen, die unser Gedächtnis in vollem bewußten Zustand blockieren und hier auch zur Einstellung der Gedächtnisspuren in den Träumen beitragen.«

Auch in der Psychotherapie und in der Welt der Psychoanalyse ist diese Form, eine Bewußtseinsebene zu nutzen, um Verborgenes zugänglich zu machen, nicht neu.

Wenden wir uns nun dem Thema Streß zu, um eine der wichtigsten Bewußtseinsebenen näher kennenzulernen.

Streß, was ist das eigentlich?

Bisher haben wir das lerntheoretische Konzept besprochen, in dem sogenannte psychosomatische Störungen und Erkrankungen auch definiert werden können als erlernte und fehlangepaßte Verhaltensweisen unseres Organismus im Zusammenspiel bewußter und unbewußter Vorgänge. Eine chronische Überaktivierung führt also zu einer Störung unseres Gleichgewichts, die sich schließlich sogar in Organveränderungen äußern kann. Im Endzustand einer Daueranspannung wird verhindert, daß unser Organismus in Entspannungsphasen in seine Ausgangslage zurückkehren kann. Die Zeit einer kurzen Erholung reicht dann nicht mehr aus, um von dem stark erhöhten Niveau zur Ausgangsbasis zurückzukehren.

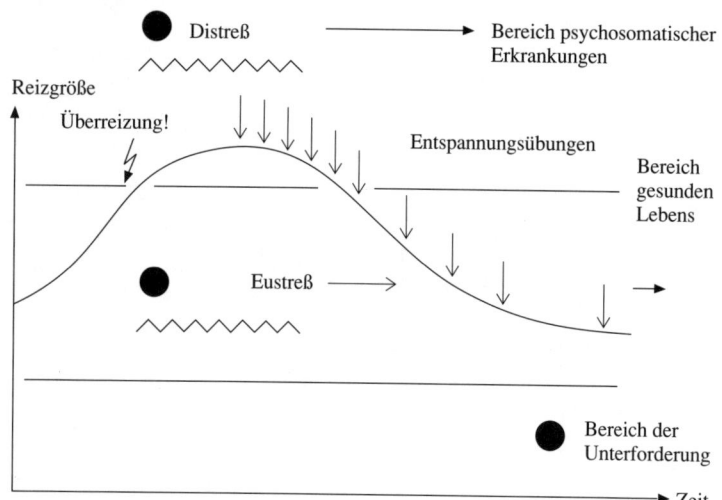

Daueranspannung, wir können dann auch von Distreß sprechen, führt zu einer sogenannten Anpassungskrankheit, wie oben beschrieben. Dabei sollten Sie jedoch Streß nicht mit jeder Form von seelischer oder körperlicher Anstrengung gleichsetzen. Heute ist das Wort Streß zum Schlagwort geworden. Der Ausdruck stammt aus dem Englischen und wurde von dem Biologen und Mediziner Hans Selye im Jahre 1950 wie folgt umschrieben: Belastung, Lärm, Hetze, Frustration, Schmerz, Existenzangst, Anspannungen, seelischer und körperlicher Druck. Heute gebrauchen wir dieses Wort im allgemeinen, indem wir ihm etwas Negatives zuordnen: Streß bedroht die Gesundheit, unser Wohlbefinden, bedeutet Überlastung. Dies ist keinesfalls richtig!

Wir sollten uns vor Augen halten, daß jeder von uns Streß in dosierter Form sogar benötigt. Der sogenannte Eustreß ist erforderlich, um unser Wohlbefinden zu garantieren. Ganz ohne innere oder äußere Reize stumpfen wir ab, werden depressiv, bekommen ebenso organische Schädigungen wie bei Überforderungen. Somit ist Streß ein doppeldeutiger Begriff. Wir verwenden heute den Begriff Eustreß für anregenden, positiven Streß, und Distreß für den zerstörenden Streß. Die landläufige Meinung ›früher war alles ruhiger und besser‹ ist so nicht richtig. Auch wenn sich in unserer hochtechnisierten Welt die Streßformen geändert haben, so gab es schon vor hunderttausend Jahren Eustreß- und Distreßfaktoren, eben nur in anderer Form. So war vielleicht für den Steinzeitmenschen das Naturereignis von Blitz und Donner ein ähnlicher Streß auf psychischer Ebene wie heute der Lärm eines Tieffliegers. Nur haben sich Kenntnisstand und Sichtweise der Menschen verändert. Die Auswirkungen des Stresses und der psychosomatische Zusammenhang sind jedoch immer ähnlich geblieben! Die folgende Graphik zeigt den psychosomatischen Zusammenhang einer typischen Streßsituation.

Wie bereits oben erwähnt, kann der Schreck bei einem Steinzeitmenschen durch ein wildes Tier ähnlich ausgelöst worden sein wie heute bei jemandem, der im Auto sitzend das plötzliche Versagen seiner Bremsen feststellt. Der Unterschied zu damals liegt lediglich

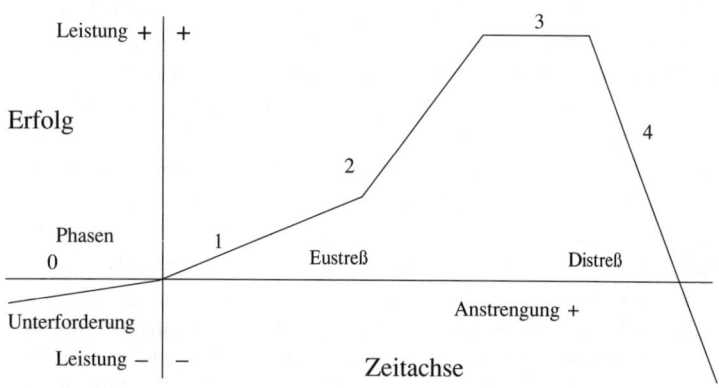

Aufsteigende Kurve, Anspannung, Entspannung und Überlaufsreaktion
Psychosomatischer Überlauf

Phase 0:
Stadium der Unterforderung! Keine Außenreize, keine Anforderungen an Geist und Körper führen zu psychosomatischen Erkrankungen!

Phase 1:
In dieser Phase baut sich ein gesundes Verhältnis zwischen Einsatzbereitschaft und dem erzielten Leistungserfolg auf (mehr Einsatz = mehr Erfolg).

Phase 2:
Optimaler Erfolg und psycho-physisches Wohlempfinden bei Einsatzbereitschaft innerhalb der geistig-körperlichen Grenzen des Individuums.

Phase 3:
Plateauphase! Höchste Gefahr der ständigen Überforderung! Dauernder Mehreinsatz erzielt auch nicht mehr Leistungserfolg! Beginn vegetativer Störungen! (Schlaflosigkeit, Gereiztheit, Angst- und Panikattacken, Stimmungsänderungen…)

Phase 4:
Stadium des Zusammenbruchs auf körperlich-seelischen Ebenen mit evtl. psychosomatischen Erkrankungen. (Herzinfarkt, Magengeschwür, Depressionen.)

in der Tatsache, daß wir heute mit unseren medizinischen Kennt-
nissen auch die nicht immer bewußt spürbaren vegetativen Veränderungen messen und darstellen können. Es wäre ja auch recht
seltsam von der Natur geregelt, eine Information über unseren
leicht steigenden Blutdruck zu erhalten, wenn wir uns erschrecken.
In solch einem Moment steht die mögliche Fluchtreaktion im Mittelpunkt der erforderlichen Bewältigung. Distreß bedeutet also deshalb Anpassungskrankheit, weil wir Menschen jeweils mindestens
zwei Möglichkeiten haben, mit bestimmten Reizsituationen, die
eine Streßüberflutung für uns bedeuten, umzugehen: *Kampf oder
Anpassung.*

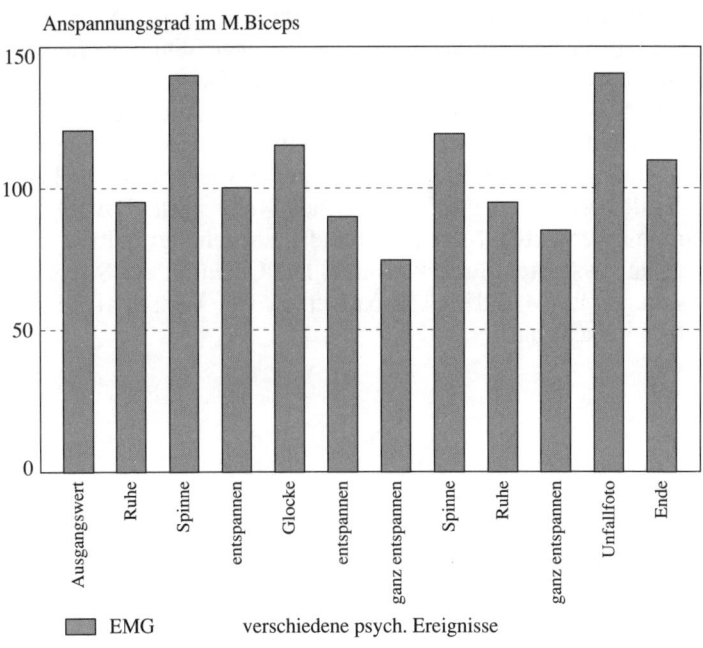

Muskelspannung und Seele
Veränderungen bei Eu- oder Distreß

Dabei ist die Anpassungsfähigkeit unseres Körpers wie unserer Seele natürlich begrenzt. Wird also dauernd Anpassungsenergie verbraucht und bleibt zu wenig Zeit zum Regenerieren, reagiert der Mensch mit Überlaufreaktionen, also mit Streßsymptomen. In diesem Sinne spricht Selye vom Streß als Anpassungskrankheit. Einen erheblichen Unterschied gibt es hierbei zu früheren Epochen. War beim Urmenschen Streß zum Überleben notwendig, so haben wir in unserer heutigen Umwelt kaum mehr die Möglichkeit, diese Alarmbereitschaft des Körpers — beispielsweise durch starke körperliche Betätigung — abzureagieren. Wir versuchen es dann durch Kompensation, z. B. alle möglichen Sportarten, auszugleichen. Häufig jedoch unterbleibt dieses. Der Streß bleibt dann als Anspannung vorhanden und wird zum Dauerstreß; wir sind gleichsam immer geladen! Wir speichern die Anpassung.

Aus medizinischer Sicht darf ich an dieser Stelle nicht unerwähnt lassen, daß es selbstverständlich auch Faktoren gibt, die von unseren Erbanlagen her vorbestimmt sind. Auch diese vorbestimmten Faktoren können die Wirkung des Stresses verstärken oder mindern, wobei jedoch letztlich immer wieder unser im Leben gelerntes Verhalten die entscheidende Rolle spielt. Die folgende Graphik verdeutlicht noch einmal die Entstehung und die Folge von unbewältigten Streßzuständen. Die Quantität der Stressoren, also auch das Maß der Belastbarkeit, ist von Mensch zu Mensch sehr unterschiedlich.

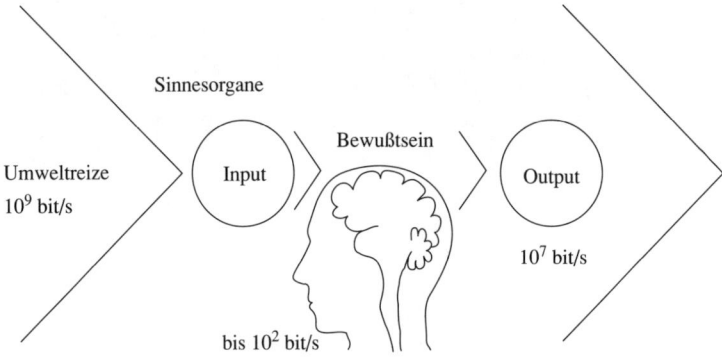

Stressoren und Streßreaktionen

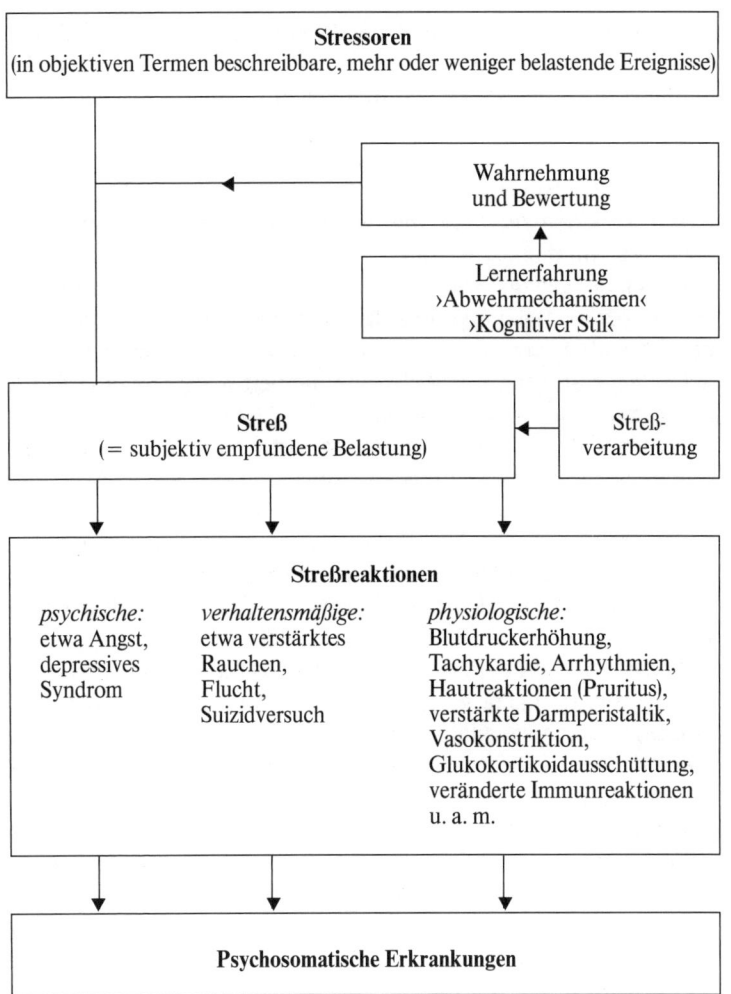

Stressoren
(in objektiven Termen beschreibbare, mehr oder weniger belastende Ereignisse)

Wahrnehmung
und Bewertung

Lernerfahrung
›Abwehrmechanismen‹
›Kognitiver Stil‹

Streß
(= subjektiv empfundene Belastung)

Streß-
verarbeitung

Streßreaktionen

psychische:
etwa Angst,
depressives
Syndrom

verhaltensmäßige:
etwa verstärktes
Rauchen,
Flucht,
Suizidversuch

physiologische:
Blutdruckerhöhung,
Tachykardie, Arrhythmien,
Hautreaktionen (Pruritus),
verstärkte Darmperistaltik,
Vasokonstriktion,
Glukokortikoidausschüttung,
veränderte Immunreaktionen
u. a. m.

Psychosomatische Erkrankungen

Nach Dr. Dr. Köhler

Sozialer, körperlicher, psychischer Streß – primärer Zustand –
sekundärer Streßzustand

Wenn Streß zu Angst wird

Die Angst kann sich zunächst *gedanklich* in Form von Selbstgesprächen äußern. (»Aus diesem Fahrstuhl komme ich nie wieder heraus!«, »Ich bin hilflos und fühle mich unfähig, die Situation zu meistern.«)

Solche Gedanken gehen mit starken *Gefühlsreaktionen* (Emotionen, Affekte) einher, die man als Angstgefühl, Angsteffekt, bei längerem Anhalten auch als Angststimmung bezeichnen kann (ängstlicher Verstimmungszustand).

Neben der gedanklichen und gefühlsmäßigen Ebene läßt sich die Angst aber auch häufig durch das direkte Beobachten des betroffenen Menschen bzw. seines *Verhaltens* erkennen: Man erstarrt zur Salzsäule, man verspannt sich, man hantiert nervös, man läuft unruhig im Zimmer hin und her etc.

Die medizinische Forschung hat viele Anstrengungen unternommen, diese Frage zu beantworten. Heute liegen zwar eine Reihe von unterschiedlichen Theorien der Psychoanalytiker, der Lernpsychologen und der biologischen Grundlagenforschung vor. Bis heute gibt es jedoch keine befriedigende, alle Phänomene der Angst ausreichend erklärende Theorie über ihre Entstehung bzw. Ursachen.

Immer aber ist bei Angst auch eine *körperliche* Reaktion festzustellen bzw. im Labor zu messen: Das nicht unserer willkürlichen Kontrolle unterliegende Nervensystem, das sogenannte vegetative Nervensystem, ist aus dem Gleichgewicht. Es kommt zu Puls- und Blutdruckanstieg, trockenem Mund, Kurzatmigkeit, Schweißausbrüchen, Hautblässe usw.

Sie sehen also, das Streßgeschehen ist gar nicht so einfach, denn es gibt viele äußere wie innere Faktoren, die zusammenspielen: Die eigene psychische Ausgangslage, die soziale Umgebung und die Bedingungen, die hierdurch geschaffen werden, sowie selbstverständlich unsere ererbten Strukturen, die unsere Bereitschaft, auf Streß zu reagieren, beeinflussen können. So ist es nur zu gut verständlich, daß keine allgemein gültigen Patentrezepte zum Glücklichwerden durch Streßabbau vermittelt werden können. Zuerst ein-

mal müßte jeder von uns herausfinden, wo seine eigenen ›Überlaufreaktionen‹ liegen. Und erst dann sollte man nach der Methode
Ausschau halten, die es gewährleistet, das innere und äußere
Gleichgewicht wiederherzustellen. Denn erst dann können wir auf
unser maximales Niveau unserer psychischen wie physischen Leistungen kommen. Chronisch überlastete Menschen sind auch ge-

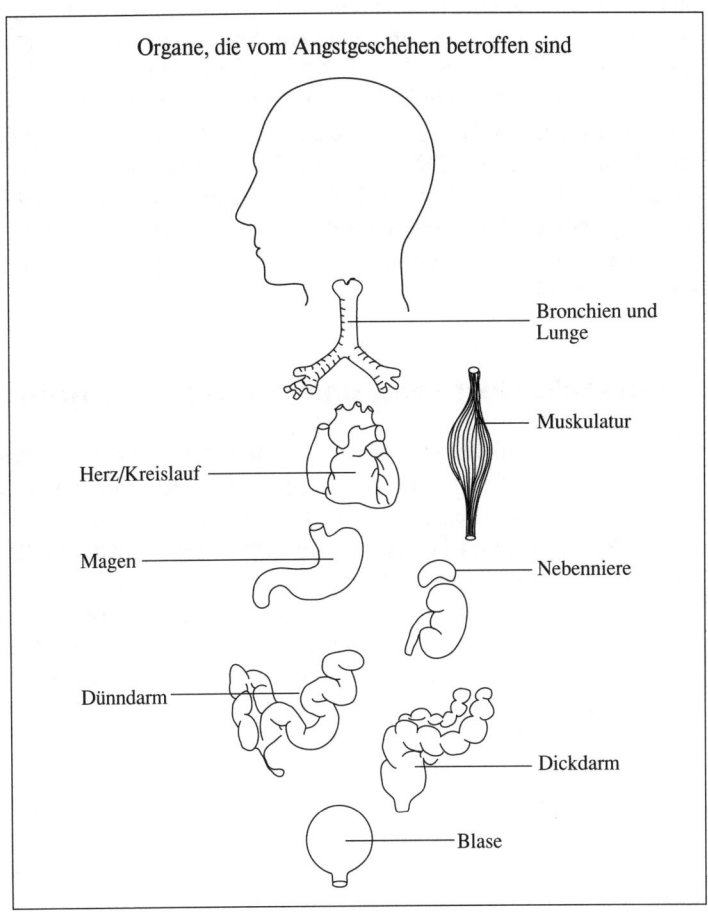

Organe, die vom Angstgeschehen betroffen sind

Bronchien und
Lunge

Muskulatur

Herz/Kreislauf

Magen

Nebenniere

Dünndarm

Dickdarm

Blase

fährdeter. Sie denken weniger umsichtig als sonst. Die Fehlreaktionen können zunehmen! Auch die eigene Unsicherheit wächst hierdurch. Diesen Menschen bleibt auch zum Schöpferischen sehr wenig Zeit und Gelegenheit. Wir leben dann eigentlich nur mit ›halbem Gehirn‹, und unser Gedächtnis funktioniert entsprechend unvollkommen und wenig zuverlässig. Abgesehen davon kommen zu diesen psychischen Leistungsminderungen während der Streßphasen noch zusätzliche körperliche Anspannungen. Ein Regelkreis negativer Prozesse setzt ein. Körperliche Fehlregulationen fördern wiederum die psychische Anspannung; es kommt zu Nervosität, die sich bis zu Panik steigern kann. Der Mensch gerät ›aus dem Häuschen‹, verliert seine Ausgeglichenheit und Selbstsicherheit. Dennoch, Sie werden erstaunt sein, die Zahl der Menschen, die unterfordert sind, dürfte größer sein als die der Überforderten und Gestreßten. Auch eine Unterforderung bedeutet Distreß und kann letztlich zum Verkümmern der geistigen und körperlichen Fähigkeiten führen.

Unteraktiviert sein, und wie wir es spüren

Wenn wir einen kritischen Blick in unsere Gesellschaft werfen, stellen wir fest, daß es Berufe gibt, die uns körperlich unterfordern: z. B. Sekretärinnen, Lehrer(innen), Beamte am Schreibtisch, Ärzte und andere. Bei diesen Tätigkeiten sind vor allem die Muskeln und das Kreislaufsystem wenig gefordert.

Typischerweise streben diese Berufsgruppen (sicherlich auch viele andere) zum Ausgleichssport. Bei anderen Berufsgruppen können Muskeln jedoch auch überfordert werden: Maurer, Schreiner, Waldarbeiter. Auch hier kann Ausgleichssport helfen, um eine ausgeglichene Aktivierung aller Muskeln zu erreichen. Es ist also völlig natürlich, daß uns das Leben keineswegs in ausgeglichener Weise fordert, sondern streckenweise recht einseitig. Das bringt die Spezialisierung des Menschen auf gewisse Tätigkeiten mit sich. Diese Arbeiten werden zur Routine und verlangen dann kaum mehr geistige Anstrengung. Der Mechanismus trifft für körperliche wie geistige Spezialisierungen zu. Einseitigkeit entsteht, ein ›Trott‹, der zur Apathie führen kann.

Vernachlässigen wir unsere körperlichen Aktivitäten, können sich bald sichtbare Folgen zeigen: schlaffe Muskeln, schlechte Körperhaltung, schwaches Bindegewebe, Fettpolster und Kraftlosigkeit, häufig auch Kurzatmigkeit bei geringen Anstrengungen. Dies wiederum schlägt sich dann auf die geistige Leistungsfähigkeit nieder. Denn wie wir bereits erwähnt haben, werden auch durch geistige Leistung Herz und Kreislauf gefordert; Blutdruck und Puls können ansteigen, damit beispielsweise immer genügend Energie in Form von Zucker und Sauerstoff an die Nervenzellen des Gehirns herangeführt wird. Auch hier zeigt sich eine direkte psychosomatische Koppelung durch ständige Unterforderung. Wenn beispielsweise unser Herz schon nach einigen Minuten ›schlappmacht‹, gehen häufig auch die geistigen Leistungen ›in den Keller‹, unser Denken wird müde, unsere Wahrnehmung nimmt ab. Vorsicht ist geboten, da Über- wie Unterforderung schleichend vor sich gehen.

Auch bei dem Syndrom der Unterforderung gibt es Anzeichen, die den Abschwung erkennen lassen können; innere Unsicherheit, mangelnde Konzentration, nachlassendes Selbstvertrauen, Unzufriedenheit. Ähnlich wie bei der Daueranspannung können bei chronischer Unterforderung bestimmte psychische oder körperliche Symptome auftreten. Auch Depressionen, Interessenlosigkeit und mangelnde Unternehmungslust können sich einstellen. Das sind häufig akute Signale, die auf einen beginnenden Verfall unserer geistigen Leistungen, also auch der Lernfähigkeit, hinweisen. Es muß aber nicht gleich zu solchen Ausprägungen kommen. Gerade der schleichende Beginn ist gefährlich, da er mit weniger gravierenden Symptomen einhergehen kann. Man fühlt sich vielleicht unausgeglichen, dabei auch von seiner beruflichen Tätigkeit gelangweilt. Die Auseinandersetzungen mit Bekannten und Freunden öden einen an. Wir flüchten uns in Tagträume und Phantasiebilder. Vielleicht warten wir auch auf das große Ereignis von ›außen‹. Meist wird von solchen Menschen jede passive Abwechslung gierig aufgegriffen: Fernsehen, Radio, Film. Eigene Aktivitäten unterbleiben dabei, obgleich Symptome darauf hinweisen, daß die geistigen Fähigkeiten nicht oder nur teilweise beansprucht werden. Hierbei sind alle die besonders gefährdet, die an Bewegungsmangel leiden, deren Sinne nicht genügend angeregt und deren Gefühle und Stimmungen kaum angesprochen werden. Fehlende Anregung und mangelnde Aktivität gehen meist Hand in Hand. Aber gerade das ist besonders gefährlich. Beispielsweise scheut der Rheumakranke die Bewegung, die Aktivität, weil sie in seinen Muskeln Schmerzen verursacht. Die Aktivität des Bettlägrigen beschränkt sich meist auf die Handbewegungen oder ein Sich-Aufrichten und Wieder-Hinlegen. In diesem Punkt aber sollte angesetzt werden. Die gleichbleibenden, gleichförmigen und wenig anregenden Reize, die teilweise ohne unser Zutun vorhanden sind, können ergänzt werden. Auch viele alleinstehende Menschen klagen über eine mangelnde Reizumwelt: insbesondere Rentner, Pensionierte, Witwen, Witwer oder Geschiedene.

Umorientierung im Alter

Bei meiner Betreuung von Altersheimen erlebe ich immer wieder, daß sich die Heimbewohner/innen über mangelnde Außenreize beschweren. Folge: Körperliche Erkrankungen nehmen eher noch zu. Einziger Lebensinhalt ist dann die Auseinandersetzung mit der Krankheit! Hier gilt es, das Syndrom der Unteraktivierung anzugehen. Die noch vorhandenen körperlichen und seelischen Möglichkeiten sollten wahrgenommen und aktiviert werden. Das führt dann auch zu einer Besserung der gestörten Funktionen. Ein Abnehmen bestimmter Sinnesleistungen im Alter oder Einschränkungen durch Erkrankungen widersprechen dem nicht. Gerade diese Menschen bedürfen der stärksten Außenreize, um den Verlust an Umweltreizen anderer Art wieder wettmachen zu können. Wie erfrischend kann manchmal das Gespräch mit einem anderen auch über unwichtige Dinge sein. Reibereien und Diskussionen schaffen durchaus auch eine anregende Atmosphäre. Aktivität und das Lösen von Tagesproblemen bringen Körper und Geist in Schwung. Auch emotionale Anregungen sind besonders wichtig. Sie können jedoch nur aus dem Gespräch mit anderen resultieren: in der Auseinandersetzung, Lösung von Konflikten, durch das Lesen von Zeitungen, Hören von Nachrichten und Diskutieren. Deshalb sind gerade die Menschen, die sich für das alles nicht interessieren, für einen geistigen Leistungsabfall gefährdet. Dabei sind Menschen, die an ihrer vollen Entfaltung gehindert sind − Kranke, alte Menschen − auch in ihren Gefühlen häufig unterfordert. Dann kommt es auch zu der Fehleinschätzung, daß sie aus Angst vor erneuten Enttäuschungen sich einschränken und weiter isolieren, weil sie eine Aufregung als gesundheitsschädlich befürchten. Sie bedenken jedoch dabei zuwenig, daß diese Beschränkung auch auf die Tätigkeit von Geist und Gedächtnis Auswirkungen hat. Lernen wir also einerseits, eine Überforderung zu vermeiden, aber ebenso eine Unterforderung zu verhindern. Die Lösung muß lauten: eine optimale Aktivierung auf den bei uns vernachlässigten körperlichen oder seelischen Ebenen sowie eine optimale Entspannung, um die Bereitschaft hierzu überhaupt herstellen zu können. Glück und Zufriedenheit durch eine harmonische Ausgeglichenheit können also auch im Alter durch eine lebendige Dynamik, nämlich durch Anspannung und Forderung wie auch durch gezielte Entspannung erfolgen. Wie aus statistischer Sicht Lebensereignisse als Streß einzuordnen sind, ersehen Sie aus einer Aufstellung von Rahe und Holmes. Je mehr Punkte Sie erreichen, desto größer wird Ihr Risiko, psychosomatisch zu erkranken. Überdenken Sie beim Addieren der Punkte das gesamte letzte Lebensjahr! (Ab 350 Punkte wird es kritisch.)

Fragebogen zur Selbsteinschätzung

Lebensereignis	Punkte
1. Tod des Ehepartners	100
2. Scheidung	73
3. Trennung vom Ehepartner	65
4. Zwangsaufenthalt in Gefängnis oder anderen Institutionen	63
5. Tod eines nahen Verwandten	63
6. Schwere körperliche Verletzung oder Krankheit	53
7. Heirat	50
8. Kündigung durch den Arbeitgeber	47
9. Versöhnung mit dem Ehepartner	45
10. Pensionierung	45
11. Stärkere Veränderung in der Gesundheit oder im Verhalten eines Familienmitgliedes	44
12. Schwangerschaft	40
13. Sexuelle Schwierigkeiten	39
14. Erweiterung der Familie (z. B. durch Geburt, Adoption oder Einzug eines älteren Verwandten usw.)	39
15. Größere geschäftliche Veränderung (z. B. Fusion, Neuorganisation, Bankrott usw.)	39
16. Größere Veränderung in der Finanzlage (eine gegenüber dem Normalzustand große Verschlechterung oder Verbesserung)	38
17. Tod eines engen Freundes	37
18. Wechsel zu anderer Arbeit	36

Lebensereignis	Punkte
19. Größere Veränderung der Zahl der mit dem Ehepartner geführten Auseinandersetzungen (z. B. viel häufigere oder seltenere Auseinandersetzungen über Kindererziehung, persönliche Angewohnheiten usw.)	35
20. Aufnahme einer Hypothek von mehr als DM 100 000 (z. B. zum Kauf eines Hauses, Geschäfts usw.)	31
21. Eine Hypothek oder Darlehen wird für verfallen erklärt	30
22. Größere Veränderung im Verantwortungsbereich bei der Arbeit (Beförderung, Zurückversetzung, Versetzung)	29
23. Sohn oder Tochter zieht aus (z. B. Heirat, Universitätsbesuch)	29
24. Probleme mit Schwiegereltern	29
25. Herausragende persönliche Leistung	28
26. Ehefrau beginnt oder hört auf, außer Haus zu arbeiten	26
27. Beginn oder Ende der Ausbildungszeit	26
28. Größere Veränderung in den Wohnbedingungen (z. B. Bau eines neuen Hauses, Umbau, Verschlechterung des Hauses oder der Wohngegend)	25
29. Veränderung persönlicher Gewohnheiten (Kleidung, Umgangsformen, persönliche Verbindungen usw.)	24
30. Schwierigkeiten mit dem Vorgesetzten	23
31. Größere Veränderung in Arbeitszeiten oder -bedingungen	20

Lebensereignis	Punkte
32. Wohnortwechsel	20
33. Schulwechsel	20
34. Größere Veränderung in der Gestaltungsart und/oder der Menge der Erholung	19
35. Größere Veränderung in kirchlichen Aktivitäten (z. B. viel mehr oder viel weniger als gewöhnlich)	19
36. Größere Veränderungen in sozialen Aktivitäten (z. B. Vereine, Tanzen, Kino, Besuche usw.)	18
37. Aufnahme einer Hypothek oder eines Darlehens von weniger als DM 20000 (z. B. zum Kauf eines Autos, eines Fernsehgerätes, einer Gefriertruhe usw.)	17
38. Größere Veränderungen der Schlafgewohnheiten (viel mehr oder weniger Schlaf oder Veränderung der Schlafzeit)	16
39. Größere Veränderungen der Zahl der Familientreffen (viel häufiger oder seltener als gewöhnlich)	15
40. Größere Veränderungen der Essensgewohnheiten (Essen viel größerer oder geringerer Mengen, andere Essenszeiten oder anderer Ort, an dem gegessen wird)	15
41. Ferien	13
42. Weihnachten	12
43. Kleinere gesetzliche Vergehen (im Straßenverkehr, verkehrswidriges Verhalten als Fußgänger, Ruhestörung usw.)	11

Quelle: Thomas Holmes und Richard Rahe: Holmes-Rahe Social Readjustment Rating Scale. Journal of Psychosomatic Research, 1967, 2.

Hinweise zur Interpretation

0 bis 150 Punkte:

Ihre Streßbelastung ist gerade richtig, sie liegt noch im Bereich des Eustresses. Gesundheitliche Schäden aufgrund von Streß sind bei Ihnen kaum zu befürchten.

151 bis 300 Punkte:

Wenn Sie in diesem Punktbereich liegen, gefährdet zu viel Streß schon Ihre Gesundheit. Die Wahrscheinlichkeit, daß der Streß gesundheitliche Probleme bringt, liegt in diesem Bereich bei 51%. Sie sollten unbedingt einen Arzt aufsuchen und sich über Möglichkeiten des Streßabbaus — wie etwa das autogene Training — informieren.

über 301 Punkte:

In diesem Bereich ist das Risiko einer ernsthaften Erkrankung aufgrund der hohen Belastung durch Streß 80%! Haben Sie diese Punktzahl erreicht, müssen Sie unbedingt Ihren Arzt aufsuchen, da Ihre Gesundheit vermutlich schon ernstlich angegriffen ist. Ganz wichtig ist, daß Sie eine Methode für sich finden, den übermäßigen Streß abzubauen.

Atmung und Seele, der Schlüssel zur Selbstentspannung

Psychosomatik und Atmung sind eng miteinander verbunden. Es ist dabei völlig natürlich, daß sich unsere Atmung, teils völlig unbewußt, unserer geistigen Verfassung wie auch den körperlichen Erfordernissen anpaßt. Atem bedeutet Leben, und es ist daher kein Wunder, daß Patienten, die an schweren Atemstörungen leiden, Angst und Panik empfinden. Emotionale Zustände und Formen der Atmung, das Atemverhalten, kann man nicht voneinander trennen. Sind wir nervös, atmen wir rasch und oberflächlich. Sind wir unruhig, halten wir vielleicht den Atem an. Sind wir erregt,

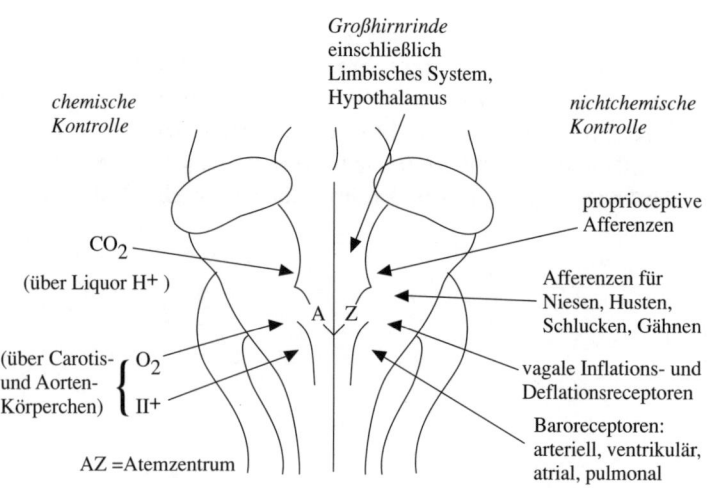

Diagramm der chemischen und nichtchemischen Stimuli, die zum Atemzentrum konvergieren und die Atmung regulieren

atmen wir unregelmäßiger, arhythmischer. Eine positive Atmung ist langsam, tief und rhythmisch und folgt ihrem eigenen Grundrhythmus. Auch die Atmung wird durch das vegetative Nervensystem selbständig geregelt. Das sogenannte Atemzentrum sitzt im Hirnstammbereich, der *Medulla oblongata.*

Auch unsere Umgangssprache kennt Ausdrücke wie ›vor Angst den Atem anhalten‹, ›mit erstickter Stimme sprechen‹ oder ›einen Seufzer der Erleichterung tun‹. So wie seelische und emotionale Zustände die Atmung negativ beeinträchtigen, so kann auch langsames, rhythmisches Atmen einen ängstlichen emotionalen Zustand in einen verhältnismäßig ruhigen verwandeln und den Körper von anderen schädlichen Auswirkungen der Angst befreien. So kann richtiges Atmen nicht nur bei der Behandlung von Atemstörungen angewandt werden, sondern auch zur Linderung und Heilung anderer psychosomatischer Erkrankungen beitragen. Ebenfalls ist der gezielte Einsatz bei Krämpfen der Bronchialmuskulatur, die für einen Asthmaanfall typisch sind, möglich. Bei einem Asthmaanfall werden die Krämpfe der unwillkürlichen Muskulatur (der kleinen Bronchialmuskeln) unter anderem mit emotionalem Streß und nervöser Anspannung in Verbindung gebracht. Auch hier ist es möglich, durch das Erlernen gewisser Entspannungs- und Atemtechniken die glatte Muskulatur der Bronchien willkürlich zu entspannen und damit der Verengung der Bronchien entgegenzuwirken. Erkrankungen der Atemwege wie Bronchitis nehmen in den letzten Jahren immer mehr zu. Neben der psychischen Komponente kommen bei der Bronchitis auch Rauchen, die Luftverschmutzung und andere Umwelteinflüsse als Ursachen in Betracht.

Unsere Atmung spielt eine entscheidende Rolle bei der Harmonisierung aller vegetativer Funktionen. Wir wissen heute, daß wir mit einer großen Anzahl unwillkürlicher Atemmuster geboren werden. Für jede körperliche Bewegung, für jede emotionale Ausgangslage oder geistige Verfassung gibt es ein entsprechendes *Atemmuster.* Mit jeder Stimmungsschwankung oder auch Änderung unserer körperlichen Tätigkeit (dann spüren wir es oft deutlich), geht eine spontane Änderung unserer Atmung einher. Die Atemregulation geschieht meist ohne unseren bewußten Einfluß. Wir müssen uns also selbst nicht den Befehl geben, schneller oder langsamer zu atmen.

Viele Menschen erkennen die subtilen Wechselwirkungen zwischen Körper, Geist und Atmung zum erstenmal, wenn sie erkranken. So werden wir oft erst durch die behinderte Nasenatmung während einer Erkältung daran erinnert, daß unsere natürliche Ein- und Ausatmung behindert ist.

Unsere Atmung ist jedoch in jeder Lebenssituation ein ›Spiegel unserer Seele‹, auch ohne daß wir uns dieser Tatsache bewußt sein müßten!

So ist es auch nicht verwunderlich, daß sich Atemübungen nicht nur auf den allgemeinen Gesundheitszustand positiv auswirken, sondern daß sie auch bei bestimmten Krankheiten ganz gezielt eingesetzt werden können. Sie stärken unter anderem die Muskeln, die beim Atmen eine Rolle spielen, vor allem das Zwerchfell, und lösen darüber hinaus körperliche Verspannungen. Aus diesem Grund sollten Entspannungsübungen immer auch mit Atemübungen eingeleitet werden.

Was passiert in unserem Körper bei der Atmung?

Unser Zwerchfell wirkt bei der Einatmung wie eine Pumpe, die die Luft in die Lungenflügel hineinzieht. Dabei wird auch ein leichter Druck auf die Organe ausgeübt, die unter dem Zwerchfell liegen — wie Darm, Magen usw. Bei der Ausatmung kehrt das Zwerchfell dann in seine ursprüngliche Lage zurück, so daß sich die Lungen wieder entleeren können.

So kommt es beim Ein- und Ausatmen zu gleichmäßigen Wellenbewegungen durch die Vorwölbung des Bauches und den jeweiligen sanften Druck auf unsere inneren Organe. Bei der sogenannten natürlichen Atmung sollten Brustkorb und Schultern völlig entspannt sein.

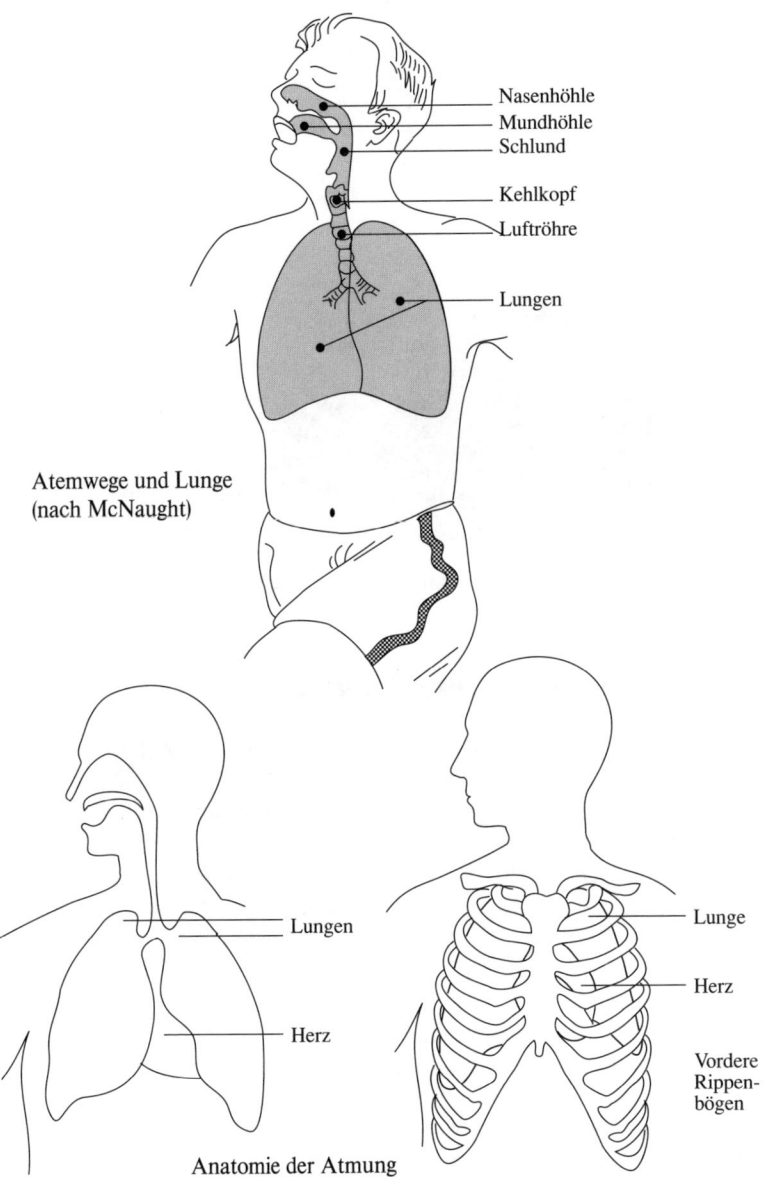

Nasenhöhle
Mundhöhle
Schlund
Kehlkopf
Luftröhre
Lungen

Atemwege und Lunge
(nach McNaught)

Lungen

Herz

Lunge

Herz

Vordere
Rippen-
bögen

Anatomie der Atmung

73

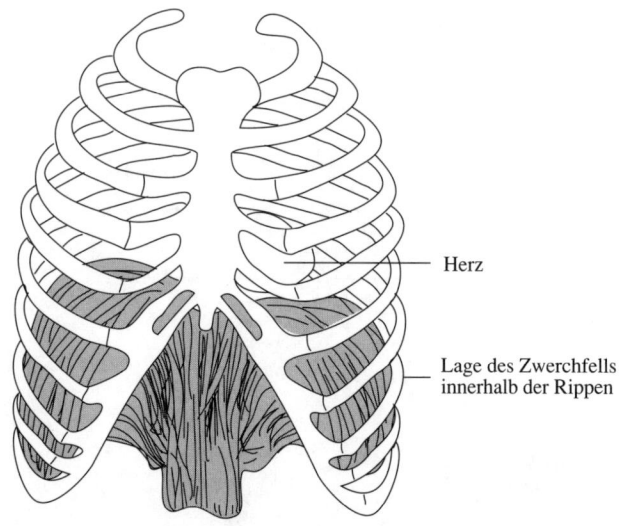

Herz

Lage des Zwerchfells
innerhalb der Rippen

Das Zwerchfell bildet die untere Begrenzung der Lungen

Eine kleine Atemübung

Probieren Sie es doch einfach einmal aus: Legen Sie sich ganz entspannt auf den Boden, die Beine dabei leicht spreizen, die Fußspitzen nach außen und die Arme leicht vom Körper abgewinkelt. In dieser Entspannungslage können wir unsere Atmung als vegetative, selbstablaufende Funktion der Bauchatmung erleben. Wie wir es etwa bei einem schlafenden Kind betrachten, können wir bei dieser Ruheatmung — im Wachzustand — die gleichmäßigen Bewegungen unseres Bauches wahrnehmen. Stehend oder unter leichter Anspannung anderer Muskelgruppen des Körpers atmen wir normalerweise mehr über unsere Brustmuskulatur.

Wir sprechen bei den verschiedenen Atemmustern heute ganz allgemein von Atemverhalten, da sich in unserem Atemrhythmus teils bewußt, teils unbewußt Ausdrucksformen unserer Gefühle widerspiegeln.

Mit unserer Atmung sind wir mit allen Lebewesen verbunden. Wir sollten uns also bemühen, harmonischer und bewußter zu atmen, um ein inneres und äußeres Gleichgewicht herzustellen und eine optimale Harmonie zu erreichen. Die Atmung ist dabei auch ein Reflex, der unsere körperliche Grundfunktion somit stets auf dem notwendigen Niveau hält, um eine optimale Balance zu erhalten. Hierzu dienen unserem Körper weitere vegetative Kontrollfunktionen, die an das Atemzentrum weitergeleitet werden. So wird beispielsweise das Sauerstoff-Kohlendioxidverhältnis in unserem Blut vom Atemzentrum ausgewertet. Wenn dieses Verhältnis

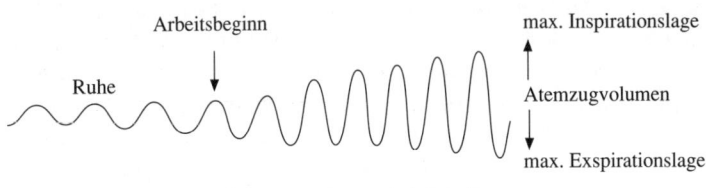

Atemzugvolumen bei Arbeit

nicht ausgeglichen ist, z. B. durch unbewußte, zu flache Atmung, die auch zur Gewohnheit werden kann, wird der sogenannte Atemreflex aktiviert (Gähnreflex). Daher kann unser Bedürfnis zu gähnen auch nicht unbedingt, wie wir häufig glauben, mit Langeweile oder Müdigkeit erklärt werden.

Wir gähnen, weil für das ordnungsgemäße Funktionieren anderer Organe ein Gähnreflex notwendig wird, da unsere Atmung vorher unter ein notwendiges Niveau des erforderlichen Gasaustausches gefallen war. Dies mag sich recht kompliziert anhören. Aber auch diese Funktionen laufen unbewußt automatisch ab, auch wenn sie unserem Bewußtsein zugänglich sind.

Wenn mancher von uns vor Angst oder Schrecken weint, so ist dies völlig natürlich, wenngleich es von Erwachsenen kaum akzeptiert wird. Auch dies ist ein Reflex, der über unser Atemverhalten und durch das Atemzentrum des Gehirns gesteuert wird. Ein weiteres Beispiel möge Ihnen das veranschaulichen: Auch ein Säugling, der eine Gefahr spürt, reagiert mit Anhalten des Atems und Anspannung des gesamten Körpers. Danach folgt meist eine Lösung der Spannung, ebenfalls ganz automatisch. Dabei haben Säuglinge nur die eine Möglichkeit, ihre Angst durch Schreien auszudrücken. Ein Säugling schreit eben, wenn er erschreckt wird, und benutzt auf diese Weise die Ausatmung, um seine innere Anspannung zu lösen. So ist auch unsere Fähigkeit, durch Lautäußerungen etwas von sich geben zu können und sich damit vom Druck eines inneren Gefühls zu lösen, eine Verhaltensweise − ein Reflex − die angeboren ist. Im späteren Leben verlernen wir diese Ausdrucksmöglichkeit. Eigentlich ist das bedauerlich, weil beispielsweise bei der Überwindung von Kummer und Distreß auch das Weinen als Ausdrucksverhalten unserer Atmung zur Überwindung oder Linderung einer unangenehmen Situation beitragen würde.

Weinen ist mit kräftigem Ausatmen verbunden. Säuglinge und Kleinkinder drücken aber nicht nur Angst, körperlichen Schmerz, Kummer oder Wut auf diese Weise aus. Ebenso spiegelt sich im Weinen Freude wider. Denken Sie an die Möglichkeit, einmal herzlich zu lachen. Auch als Erwachsene lachen wir, um Spannungen zu lösen. Rein medizinisch-physikalisch sind Lachen und Weinen sehr ähnliche Entladungsmechanismen − bedeuten beide Ausdrucksformen Entkrampfung und Entspannung. Jetzt verstehen Sie, warum in so vielen Ratgebern zu einer gesünderen Lebensweise Lachen wie auch Weinen als heilsam eingestuft werden. Lassen wir also wieder einmal zu, daß wir weinen oder schreien, denn auf diese Weise können chronische Anspannungen und Angstzustände gelöst werden. Aus dieser Tatsache heraus sind einige Psychotherapieformen entwickelt worden, die das Wiedererlernen und Zulassen von solchen emotionalen Gefühlsäußerungen in den Mittelpunkt stellen. Wir müssen uns also vergegenwärtigen, daß unsere Atmung eine natürliche Körperfunktion darstellt, die bei allen Handlungen und Lernprozessen in unserem Leben auf seelischer wie körperlicher Ebene maßgeblich beteiligt ist. Von ausschlaggebender medizinischer Wichtigkeit ist dabei die Tatsache, daß der Eigenrhythmus der Atmung, also die natürliche Ein- und Ausatmung von ganz allein entspannend wirkt.

4 Musikstücke — 4 Stimmungen — 4 Atemkurven (desselben Hörers)

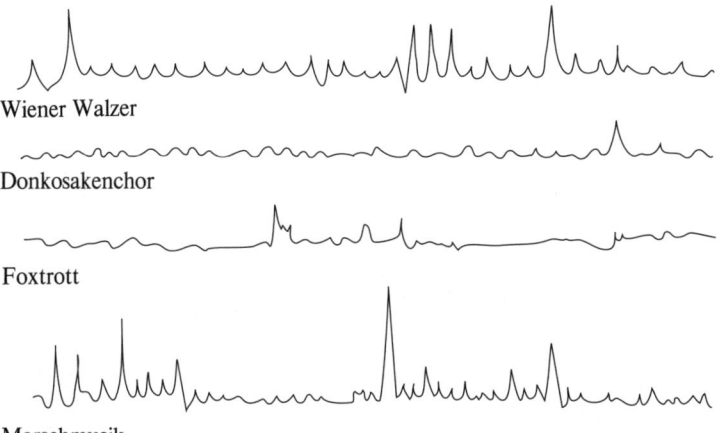

Wiener Walzer

Donkosakenchor

Foxtrott

Marschmusik

Ein 17jähriger Junge erhält verschiedene Musikstücke vorgespielt. Jedes löst eine andere Stimmung in ihm aus. Den Wiener Walzer ›hat er ganz gern‹, er ›geht mit‹. Der Donkosakenchor ›macht ihn elegisch‹; seine Kurve wird weich, eigentlich schon schlaff. Foxtrott ›kann er absolut nicht leiden‹; er hat eine ausgesprochene Ärgerkurve, gekennzeichnet durch eine unterdrückte Erregtheit. Dagegen ist Marschmusik wieder ›prima, man möchte gleich mitmarschieren‹. Der ganzen Reaktion könnte man die Überschrift geben: »Die Weltanschauung in der Atemkurve«.

Aus: Atemschulung als Element der Psychotherapie (G. A. Roemer)

So stellt die Selbstregulierung der Atmung einen natürlichen Mechanismus dar, um eine gezielte Entspannung zu beschleunigen und Spannungen zu lösen.

Achten Sie doch einmal auf die ruhige Atmung Ihres Kindes während des Schlafs. Eine solche Ruheatmung ist allerdings nicht nur während des Nachtschlafs optimal, sondern auch während bewußter Entspannung. Beim Atemfeedback wird diese Ruheatmung erreicht.

Atem-Amplitude bei der Ruheatmung

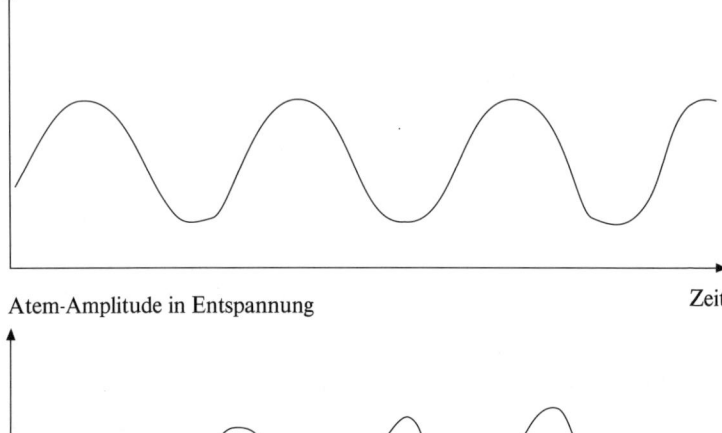

Zeit

Atem-Amplitude in Entspannung

Zeit

Eine zweite Atemübung

Sie können einmal den Versuch machen, bewußt zu atmen. Diese zweite kleine Übung läßt sich im Liegen oder Sitzen praktizieren. Am einfachsten jedoch legen Sie sich auf eine bequeme Unterlage, schließen die Augen und beobachten ›von Innen‹ die eigene Atmung. (Körperhaltung wie bei der ersten Übung.) Sie sollten dabei den Atem nur wahrnehmen (die gleichmäßigen Bewegungen des Leibes im Atemrhythmus!) und nicht etwa aktiv den Eigenrhythmus durch schnelleres oder tieferes Atmen bewußt verändern. Sie können die eigene Wahrnehmung noch verstärken, wenn Sie dabei im Liegen Ihre Hände auf den Bauch bzw. auf die Körpermitte legen und fühlen, wie sich Ihr Leib gleichmäßig im Atemrhythmus hebt und senkt. Hierbei werden Sie die natürliche Harmonie Ihrer Bauchatmung spüren. Auch ohne daß Sie in den Atemverlauf eingreifen, werden Sie nach einigen Minuten merken, wie Sie ruhiger und ausgeglichener werden. Gleichzeitig mit der Harmonisierung Ihrer Atmung stellt sich auch eine allgemeine Entspannung in Ihrem Organismus ein, Sie fühlen sich ausgeglichener!

Schon diese Übung, bei der Sie nur auf ihren eigenen Atemrhythmus achten, kann eine Hilfe bei Einschlafstörungen sein.

Viele Menschen machen jedoch den Fehler, bewußt atmen zu wollen. Ein willkürliches Übersteuern des Eigenrhythmus der Atmung ist auch aus medizinischer Sicht falsch. Wir sollten nicht bewußt *richtig* oder *falsch* atmen. Wir können nur wieder lernen, den Eigenrhythmus der Atmung zuzulassen.

Kann man einen natürlichen Atemrhythmus lernen?

Ein weiterer Aspekt ist für unser Atemverhalten von Wichtigkeit. In allen Lebensbereichen können wir bestimmte Verhaltensmuster dadurch ändern, daß wir mit negativen oder positiven Verstärkungen arbeiten, um so ein neues verändertes Reaktionsmuster zu erlangen. Ein positives Beispiel: Ein Kind erhält eine Belohnung, wenn es einen Auftrag ausgeführt hat. Ein Beispiel für negative Verstärkung wäre: Schläge, wenn ein Kind trotz Verbots etwas tut. Was in der Kindererziehung von Eltern gegenüber den Kindern noch bewußt passiert, geschieht oft ein Leben lang unbewußt in anderen Lebenssituationen. Ohne daß wir es merken, werden wir für ein bestimmtes Verhalten bestraft und werden es daraufhin vielleicht ändern. Wir vermeiden gewisse Situationen aus ›Erfahrung‹ (= Erlerntes). Werden wir hingegen durch bestimmte Dinge für unsere Verhaltensweisen belohnt (Anerkennung des Chefs o. ä.), wird damit eine Verstärkung erreicht, das Verhalten zu wiederholen. Die gleichen Prinzipien können auch auf unser Atemverhalten angewandt werden. Unsere Ruheatmung kann also als positiver Verstärker genutzt werden.

Für Biofeedback-Entspannung gilt, daß die Verstärkung einer positiven Ruheatmung durch zusätzliche Licht- und Tonsignale eine Gesamtentspannung mit all ihren Vorteilen zusätzlich unterstützt. Die meisten Entspannungsverfahren arbeiten nach dem Prinzip der positiven Verstärkung. Zum Teil können dabei bestimmte Körperhaltungen positiv wirken sowie auf geistiger Ebene, bestimmte Hinwendungen des Bewußtseins auf emotionale Vorgänge, wie etwa in der Meditation. Daß unsere Atmung eine solche zentrale Stellung innerhalb der vegetativen Funktionen einnimmt, liegt an zwei Gegebenheiten.

1. Unsere Atmung ist eine sich den Bedürfnissen automatisch anpassende Funktion, deren wir uns bewußt sind.
2. Unsere Atmung ist hochsensibel und reagiert auf körperliche oder emotionale Änderungen direkt. Ihre charakteristischen Merkmale können sich dabei erheblich verändern, so daß sich der Rhythmus wie auch die Tiefe ändern können. Andererseits ist die Atmung jederzeit auch willentlich übersteuerbar. Wir können für kurze Zeit den Atem anhalten.

Wir sollten also nicht von einer Atemtechnik sprechen, wenn etwas ganz von selbst vor sich geht. Es ist, wie schon oben erwähnt, auch nicht sinnvoll, seinen Organismus dadurch stärken zu wollen, indem man eine Reihe ›tiefer Atemzüge‹ macht. Hier kann es zu Störungen unseres Atemablaufs kommen. Bei vielen Menschen ist der natürliche Atemrhythmus gestört. Diese Menschen haben den natürlichen Rhythmus nicht aus dem Gleichgewicht gebracht, weil sie etwa aus Perfektionismus eine besondere Art der Atmung angestrebt hätten, vielmehr weil sie ohne Einwirkung ihres Willens − durch unverarbeiteten Streß − aus der Atmung ein Zerrbild dessen gemacht haben, was sie eigentlich sein sollte, nämlich eine angleichende, harmonisierende Form menschlichen Lebens.

Wie schon gesagt, entsteht bei dem Versuch, eine systematische Veränderung des Atemrhythmus herbeizuführen, eher die Gefahr, daß sich Fehler einschleichen und festsetzen. Zum Beispiel kann:

1. eine Hyperventilation (übermäßige und schnelle Atmung) durch zu starke Beatmung der Lungen zu künstlicher und vorübergehend steigender Erregung führen. Im übrigen kann bei Menschen, die an epileptischen Anfällen leiden, nachgewiesen werden, daß auch Störungen der Hirnwellenmuster im EEG auftreten. Sie beruhen in diesem Fall auf einer übermäßigen Sauerstoffanreicherung durch Mehratmung. Letztlich kann dies bis zur Bewußtlosigkeit führen, wobei dann jedoch der natürliche Atemablauf wieder einsetzt.

2. Manche Bewußtseinsveränderungen und Trancezustände werden durch langsames und flaches Atmen angestrebt und können hierdurch auch erreicht werden. Dabei kommt es jedoch zu einer Aktivitätsminderung mit Blockierung der geistigen Tätigkeit. Wird mit dieser Art geistiger Aktivitätsdämpfung Mißbrauch getrieben − z. B. die Erzeugung eines rauschähnlichen Zustands − können bestimmte vegetative Fehlfunktionen auftreten, oder es kommt zu nicht mehr kontrollierbaren Reaktionen.

Es kann also nicht ausdrücklich genug betont werden, daß ein aktiv gewolltes Eingreifen in unseren natürlichen Atemablauf auch Fehlreaktionen hervorrufen kann. Gerade durch die Kenntnis chronischer Über- und Unterforderung wissen wir, daß diese immer auch mit einem bestimmten Atemmuster gleichzusetzen ist. So können also Anspannung und Furcht zu ernsthaften Behinderungen der Atmung und langanhaltende Verspannungen sogar zu chronischen Fehlfunktionen der Atmung führen.

Nicht nur die Atmung verändert sich. Übersicht der organischen Reaktionen auf Streß

Im folgenden will ich noch einmal die wichtigsten Veränderungen unseres Körpers — neben der Änderung unseres Atemverhaltens — aufführen, die als Streßreaktionen auftreten können. Leider erkennen die meisten Menschen die feinen und sensiblen Wechselwirkungen zwischen Körper und Geist erst dann zum ersten Mal, wenn die durch den Streß hervorgerufenen Veränderungen bereits zu Erkrankungen geführt haben!

Der Krebsforscher Carl Simonton schreibt zu psychosomatischen Vorgängen unseres Immunsystems: »Um die Vorstellung wirklich zu begreifen, daß sie [die Patienten] die Immunmechanismen ihres Körpers geistig beeinflussen können, müssen sie erst gewahr werden, daß ihr Geist, ihre Emotionen und ihr Körper als Einheit arbeiten und nicht voneinander getrennt werden können ... [und] daß eine geistige und psychische ebenso wie eine körperliche Beteiligung bei der Entwicklung ihrer Krankheit vorhanden war.«

Auch aus diesen Sätzen wird noch einmal deutlich, daß über unsere geistig-emotionale Grundhaltung die Möglichkeit einer Selbstheilung besteht. Gesundheit ist also immer dann gegeben, wenn Geist und Körper harmonisch zusammenarbeiten, und zur Krankheit kommt es demnach, wenn Streß und Konflikte diese Harmonie stören.

Vor dem Ausbruch der weiter vorne erwähnten Erkrankungen tritt eine akute Veränderung innerhalb unseres Organsystems ein, welche an sich noch nicht als krankhaft, sondern eher als hinweisend auf eine Unregelmäßigkeit angesehen werden muß.

Veränderungen innerhalb unseres Organsystems unter Streß:

1. Die Anzahl der Atemzüge erhöht sich.
2. Die Herzschlagfrequenz nimmt zu.
3. Im Blutkreislauf werden verstärkt Zucker und Fette freigesetzt.
4. Die allgemeine Muskelspannung im Körper erhöht sich.
5. Die Pupillen weiten sich.
6. Unsere allgemeine Hirnaktivität verstärkt sich.
7. Die Blutgerinnungsfähigkeit wird heraufgesetzt, damit sich Wunden im Falle einer Verletzung schneller schließen.
8. Die Muskeln werden stärker durchblutet, Haut und Verdauungsorgane erhalten weniger Blut.

Die oben aufgeführten Punkte sind also die Reaktionen auf Distreß (akute Überforderung). Die Atmung stellt dabei in diesem Regelkreis der vegetativen Funktionen einen höchst zuverlässigen und sensiblen Indikator aller gefühlsmäßigen Vorgänge dar, wobei die Streßatmung bedeutet: unregelmäßige flache Brustatmung.

Die medizinische Erkenntnis, daß die Atmung dabei zu unseren sensibelsten Indikatoren für psychosomatische Veränderungen zu zählen ist, ist altbekannt und unumstritten.

In nahezu allen religiösen Traditionen unserer Menschheitsgeschichte ist die Atmung Bestandteil bestimmter Lehren oder ritueller Bräuche wie z. B. im Zen-Buddhismus oder Yoga. Manchmal werden bestimmte Atemweisen dazu benutzt, um auf einen höheren Zustand eines spirituellen Bewußtseins zu gelangen. Zu den wichtigsten Erkenntnissen zählt jedoch auch hier die Tatsache, daß unsere Atmung den Gesetzmäßigkeiten des Lernens unterliegt. Einfach ausgedrückt: Wir können durch entspanntes Atmen auch wieder eine Harmonie im Balancesystem, d. h. im Nervensystem, erlernen. Positive Verstärker, ich stelle Ihnen nun die wichtigsten Entspannungstechniken, die medizinisch fundiert sind, vor, eignen sich besonders hierfür.

Selbstverwirklichung durch Entspannung. Aber welche Methode ist für mich die richtige?

Alle Methoden zur Selbstverwirklichung unterscheiden sich eher durch ihre Form der Durchführung als durch ihr inhaltliches Ziel, nämlich durch ständiges Bemühen Glück und Zufriedenheit zu erreichen. Dabei spielt die rein körperliche Entspannung den ersten entscheidenden Schritt. Auf der zweiten Ebene ergeben sich auch tiefgreifende Veränderungen unseres Selbstbildnisses, die über ein vorübergehendes Wohlgefühl hinausgehen und so etwas wie ›gelassene Weltanschauung‹ vermitteln können.

Manche Methoden sind mehr auf die Wiederherstellung eines physiologischen Gleichgewichts ausgerichtet, andere betonen stärker eine Weiterentwicklung unserer seelischen Struktur. Aber wie Sie ja bereits wissen, kann keine der Methoden ausschließlich auf den Körper oder den Geist ausgerichtet sein, da es sich um psychosomatische Lernprozesse handelt. Wir sind uns also nun klar darüber, daß wir nur im Zustand der Entspannung Kräfte sammeln und uns auf geistig körperlicher Ebene regenerieren können. Dabei verschafft ein tiefer Entspannungszustand nicht nur die Befreiung von aktuellem Streß; wir können die Entspannung auch nutzen, um angestaute ›Streßreste‹ aus der Vergangenheit zu lösen. Entspannungstechniken können durchaus zu einem kleinem Abenteuer werden und außerdem noch verborgene Leistungsreserven mobilisieren und darüber hinaus psychosomatische Störungen lindern helfen.

In nahezu allen Methoden spielt auch die Atmung eine zentrale Rolle, da sie ja eine enge Verknüpfung von Gefühl und Körper garantiert. Beginnen wir mit einem Überblick über die am stärksten verbreiteten und sinnvollsten Entspannungstechniken. ›Übung macht den Meister‹, denn jede Entspannungstechnik muß erst einmal erlernt sein, bevor sie den gewünschten Erfolg bringt.

Das autogene Training

Von dem Mediziner und Professor Johannes H. Schultz um die Jahrhundertwende entwickelt, ist das autogene Training als Spitzenreiter unter den Entsspannungstechniken und als erfolgreichste westliche Technik der Tiefenentspannung verbreitet. Es kann dem gestreßten Manager, wie auch demjenigen, der in Examensängsten steckt, gute Dienste leisten. Vor allem Menschen, die aus irgendeinem Grund nicht geneigt sind, sich mit einer Meditationstechnik zu beschäftigen, würden gut daran tun, zu lernen, sich durch das autogene Training zu entspannen. Es kann Verkrampfungen abbauen und Gesundheitsstörungen auf psychosomatischer Ebene, wie etwa nervöse Herz- und Kreislaufstörungen, Magen-, Darmbeschwerden, Schlafstörungen usw. abbauen helfen. Fast jeder kann das autogene Training erlernen, wobei diese Trainingsmethode zur Tiefenentspannung natürlicherweise einer Lernphase bedarf, die etwa ein Vierteljahr in Anspruch nimmt. In dieser Zeit sollten die sechs Grundübungen des autogenen Trainings nacheinander gelernt und abrufbar gemacht werden. Das bedeutet: die Entspannung funktioniert automatisch. Das autogene Training ist dabei eine gründlich und von Schultz systematisch ausgearbeitete Entspannungsübung mit einem Endergebnis, das sich mit dem der intensiven Meditation vergleichen läßt. Er entwickelte sein System aus der klinischen Erfahrung mit der Hypnose heraus.

Der Hirnphysiologe Oskar Vogt machte um die Jahrhundertwende die Beobachtung, daß manche seiner Patienten die Fähigkeit besaßen, sich für eine Zeitspanne selbst in Hypnose zu versetzen. Er nannte dieses Phänomen ›Autohypnose‹. Vogt bemerkte dabei auch die interessanten Erscheinungen, die bei all den Menschen auftraten, die zu einer Autohypnose fähig waren, so zum Beispiel ein wesentliches Nachlassen von Müdigkeit und Anspannung und letztlich von psychosomatischen Störungen wie beispielsweise Kopfschmerzen. Aus diesen Beobachtungen heraus konzipierte Schultz dann das autogene Training, welches mit bestimmten Übungen die geistigen und körperlichen Funktionen während der Entspannung integrierte und zu tiefer physiologischer Entspannung führte. Im Vordergrund stand dabei die natürliche Reaktion, daß während der tranceähnlichen Entspannungszustände eine allgemeine Wärme im ganzen Körper sowie das Gefühl von Schwere in den Gliedern angegeben wurde. Dabei ist das subjektive Wärmegefühl die psychologische Wahrnehmung der Gefäßerweiterung in den Gefäßen der Arme und Beine. Das Schweregefühl ist die Wahrnehmung der allgemeinen Muskelentspannung. Beide Empfindungen sind also psychophysiologische Entsprechungen der Entspannungsreaktion.

Aufgrund dieser Beobachtungen kam Schultz zu der folgerichtigen Überlegung, daß es ebenso möglich sein müßte, diese Empfindungen in sich selbst auszulösen, wenn es gelänge, einen Zustand der ›passiven Konzentration‹ zu erreichen, der auch für die Hypnose charakteristisch ist. Schultz selbst beschrieb dann seine Methode als physiologische Übungen, deren Ziel es ist, eine ›Umschaltung‹ im Menschen zu bewirken. Bis heute ist für den Erfolg des autogenen Trainings entscheidend, daß ein Zustand des ›Paradoxons der selbstinduzierten Passivität‹ erreicht wird. Dies ist eine Vorstellung, die der eines ›passiven Wollens‹ ähnelt, die ja bekanntlich auch die wichtigste Rolle beim Biofeedback und bei anderen Meditationsübungen spielt. Durch solche Vorgänge lernen wir, uns einem ununterbrochenen ›organismischen Prozeß‹ zu überlassen, nämlich dem der Umschaltung, anstatt vom bewußten Willen Gebrauch zu machen.

Da das autogene Training zu einem großen Teil durch Autosuggestion ausgelöst wird, das heißt also durch Vorstellungen, die körperliche Veränderungen zur Folge haben, betrachten es viele Menschen mit Vorbehalt. Leider besteht in unserer westlichen Denkweise häufig der Irrtum: ›Man müsse sich etwas einreden.‹ Die Schlußfolgerung daraus ist für viele, daß man während des autogenen Trainings an etwas glauben müsse, was nicht Realität ist. Dies ist jedoch schlicht falsch und kann eigentlich nur aus dem Munde derer kommen, die keine Selbsterfahrung mit Entspannungsverfahren gemacht haben. Der Ausdruck ›Autosuggestion‹ stammt tatsächlich aus dem medizinischen Wortschatz der Hypnose, wobei dieser jedoch im Falle des autogenen Trainings nur dafür gebraucht wird, eine Selbstregulierung herbeizuführen, die von einem überaktivierten und psychologisch erregten Zustand zu einem Zustand verbesserter emotionaler Normalisierung führt. Nach Schultz und Luthe müssen mehrere wesentliche Forderungen erfüllt werden, um mit dem autogenem Training Erfolg zu haben:

1. Grundvoraussetzung sind die Motivation und der Wille, die Übungen durchzuführen.

2. Es sollte ein angemessener Grad von Selbstlenkung und Selbstbeherrschung vorhanden sein.

3. Es sollte eine bestimmte Körperhaltung eingenommen werden, die den Erfolg unterstützt.

4. Insbesondere in der Lernphase sollten die Außenreize auf ein Minimum reduziert werden (optisch und akustisch), um die geistige Konzentration bis zur erreichten Umschaltung zu optimieren.

5. Monotone Reize, die über verschiedene Sinnesorgane (optisches System, akustisches System) aufgenommen werden können, wirken entspannungsverstärkend (siehe auch Rückmeldesignale beim Atembiofeedback).

6. Es wird eine konzentrierte Entfaltung der Aufmerksamkeit auf körperliche Prozesse erforderlich, um eine Ausrichtung des Bewußtseins nach innen zu erreichen.

Das Ergebnis der oben genannten Bedingungen ist eine vegetativ-passive Funktionsebene, in der eine tiefkonzentrierte meditative Bewußtseinsänderung erreichbar wird. Schultz nahm an, daß jeder ›normale Mensch‹ diese Veränderung, also eine Umschaltung, erreichen kann. Durch das regelmäßige Einüben bestimmter vegetativ wirksamer Übungen kann so über einen normalen Lernprozeß jeder Mensch eine Selbstregulierung von bestimmten geistigen und körperlichen Funktionen erlernen. Im Grunde ist nach einer gewissen Lernphase (etwa drei Monate), das Endstadium des autogenen Trainings mit dem Bewußtseinszustand zu vergleichen, wie er auch durch andere Meditationstechniken zu erreichen ist.

Auch die zahlreichen medizinisch-wissenschaftlichen Untersuchungen der letzten Jahrzehnte belegen, daß alle Verfahren, die zu einer tiefen Entspannung führen, sowohl physiologisch wie psychologisch ähnliche Wirkungen haben. Dabei erleichtert das autogene Training durch Konzentration auf rein körperliche Empfindungen im Anfangsstadium des Lernprozesses vielen Menschen den Zugang, da es leichter ist, als von Anfang an rein meditative (auf rein geistiger Ebene) Übungen zu praktizieren. So ist das autogene Training eigentlich für Menschen unserer Tage gedacht, die Ruhe und Besinnung auf sich selbst nicht mehr gewohnt sind.

Anleitung zum autogenen Training

Grundsätzlich soll das autogene Training mit nur einem Minimum an äußeren Reizen erlernt werden und ohne Behinderung durch z. B. enge oder unbequeme Kleidung. Beherrschen Sie nach einigen Wochen einige Grundübungen, kann jeder sicher auch die Übungen in ruhigen Augenblicken auf der Arbeitsstelle, oder wo und wann auch immer er das Bedürfnis danach hat, abrufen; auf längeren Autofahrten zur schnelleren Regeneration, wie zur Erholung nach anstrengenden körperlichen oder geistigen Tätigkeiten. In der Lernphase ist es jedoch zunächst ratsam, Ablenkungen aller Art auszuschalten, bis man nach einigen Woccchen ein bestimmtes Maß der Selbstregulierung erreicht hat. Zu der Körperhaltung ist zu sagen, daß eigentlich jede vorentspannte Haltung richtig ist. Es kann ein bequemer Sessel, eine Liege oder das Bett sein. Vielleicht die leichteste und die für den Anfang am besten geeignete Körperhaltung ist die Liegehaltung auf einer Couch oder auf einem Fußboden. Die Beine sollen dabei leicht gespreizt und die Füße in V-Form nach außen geneigt sein. Ein Kissen unter den Kniekehlen und im Nacken unterstützen diese Haltung. (Völlig gestreckte

Beine sind angespannter als leicht angewinkelte.) Die Fersen sollten einander nicht berühren, und Oberkörper und Schulter sollen gerade auf der Unterlage aufliegen. Auch auf die Kopfhaltung sollten Sie achten, da die Nacken- und Schultermuskulatur besonders sensibel, bei nicht optimaler Haltung mit Anspannung, reagieren. Die Arme sollen ebenfalls ganz locker neben dem Körper liegen, die Handflächen leicht nach außen geneigt. Sie dürfen bei den ersten Versuchen einfach ihren Körper so ›zurechtrücken‹, wie es am bequemsten ist.

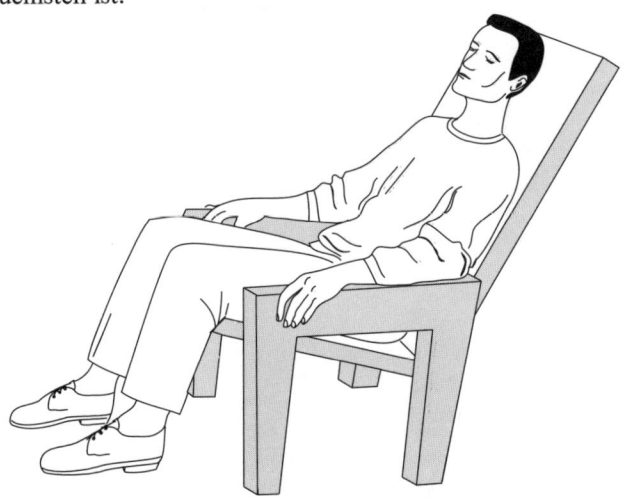

Die passive Sitzhaltung ist besonders für diejenigen geeignet, die unter Verspannungen im Schulterbereich oder Rückenproblemen leiden.

Eine ebenfalls geeignete Haltung ist die sogenannte *Droschkenkutscherhaltung*. Sie ist von Schultz aufgrund der Beobachtung schlafender Droschkenkutscher entwickelt worden. Auch die Sitzhaltung kann fast an jedem Ort, zu jeder Zeit praktiziert werden, bedarf nicht einmal einer Rückenlehne. Die ebenfalls leicht gespreizten Beine bilden etwa einen rechten Winkel zum Boden, der

Oberkörper liegt mit dem Schwerpunkt der Unterarme auf den Oberschenkeln. Schulter und Kopf ›hängen locker‹ nach vorne. Am besten ist es jedoch, die Einführung in die Grundübungen des autogenen Trainings in einer Gruppe zu erlernen, die von einem geschulten Mediziner durchgeführt wird. Dies fördert den gegenseitigen Erfahrungsaustausch, da es insbesondere immer wieder in

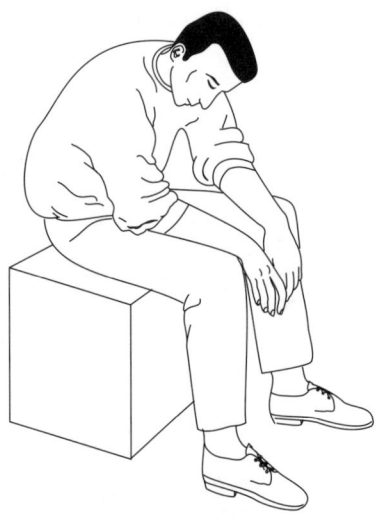

Diese sogenannte ›Droschkenkutscherhaltung‹ kann man überall einnehmen, denn man braucht nichts weiter als einen Stuhl oder Hocker. Wichtig ist nur, daß man mit den Füßen bequem die Erde erreichen kann.

der Lernphase zu Fragen bei der Durchführung der einzelnen Übungen kommt, die dann in der Gruppe schnell und fachkundig besprochen werden können. Auch zu Hause werden täglich die etwa 20minütigen Entspannungsübungen, falls möglich 2mal pro Tag, durchgeführt. Hierbei werden dann nacheinander die Schwere-, die Wärme-, die Atem- und die Herz- sowie die Sonnengeflechts- und Stirnübung eingeübt. Auch bei der Konzentration auf die einzelnen vegetativen Funktionen wie der Schwere, Wärme usw. sollen Sie sich in erster Linie von den Gefühlen leiten lassen, entspannt zu sein und die Ruhe zuzulassen, anstatt aktiv danach zu streben, was den Prozeß der Selbstentspannung nur wieder stören würde. Dieser Zustand einer offenen Passivität ist ein Ausdruck der Empfänglichkeit für die inneren Dimensionen des menschlichen Bewußtseins und ist somit auch ein wesentlicher Aspekt des autogenen Trainings wie anderer meditativer Übungen. In der beschriebenen, ruhigen, passiven und bequemen Körperhaltung beginnen Sie nun mit der ersten der oben bereits genannten Reihe von körperlichen Übungen.

Erste Übung:
Die Konzentration auf Schwere

›Die Arme und Beine sind ganz schwer‹

Nachdem Sie sich einige Minuten in bequemer Körperhaltung mit geschlossenen Augen auf die allgemeine ›Ruhetönung‹ konzentriert haben: ›Ich bin ganz ruhig und entspannt‹ gehen Sie in Gedanken zu der ersten Übung, dem Schweregefühl in den Armen und Beinen, über. Sie können sich als Rechtshänder zuerst auf den rechten Arm, als Linkshänder auf den linken Arm konzentrieren und im stillen einige Male wiederholen: Mein rechter (linker) Arm ist ganz schwer; dann, nach einigen Minuten, denken Sie an das Schweregefühl beider Arme, danach stellen Sie sich die Schwere in den Armen und Beinen vor. Bereits bei dieser ersten kurzen Übung, die vielleicht einige Minuten erfordert und bereits angenehm entspannt, schließen Sie die Konzentration mit der *Zurücknahme* ab. Hierbei spannen Sie kurz aber kräftig ihre Arme an, bewegen die Finger, die Zehen und Füße, die Beine und Schultern. Ähnlich wie beim morgendlichen Recken und Strecken bedeutet dieses kurze Anspannen der Muskulatur, daß Sie wieder in den normalen Wachzustand zurückgelangen. Nach etwa 14 Tagen Einüben der Schwereübung folgt dann die zweite Übung, die in gewisser Weise eine Konsequenz aus der ersten ist.

Zweite Übung:
Die Wärmeübung

>Arme und Beine sind strömend warm‹

Die meisten Menschen berichten bereits beim Einüben der
Schwereübung, daß sich das angenehme Gefühl einer allgemeinen
Entspannung im gesamten Körper, und nicht nur in den Armen
und Beinen, ausbreitet.

Dieser Generalisierungseffekt ist der eigentlich tiefere Sinn des
Entspannungstrainings. Wenn Sie sich also einige Minuten lang
auf eine angenehme Muskelentspannung durch Konzentration auf
Schwere ausgerichtet haben, gehen Sie mit Ihren Gedanken zu der
zweiten wahrnehmbaren vegetativen Änderung über: der periphe-
ren Mehrdurchblutung der Arme und Beine, also dem Wärmegefühl in Armen und Beinen.

Übrigens sind die ›Ergebnisse‹ aller Übungen des autogenen
Trainings objektiv meßbare Tatsachen, so daß es mit ein wenig
Übung möglich ist, die Temperatur der äußeren Gliedmaßen um
einige Grad Celsius zu erhöhen.

In meinen Gruppen, die autogenes Training üben, nutze ich dies
auch als positiven Verstärker, indem jeder, der es möchte, durch
aufgeklebte Temperatursensoren, beispielsweise an den Händen,
die Mehrdurchblutung, meßbar an der Temperaturerhöhung vor
und nach dem autogenen Training, erfährt. Auch hierbei können
Sie, wenn Sie es wollen, nacheinander die Gliedmaßen, also erst
den rechten oder linken Arm, dann beide Arme, dann Arme und
Beine gleichzeitig einüben. Auch die Wärmeübung wird einige Minuten lang im stillen mit der Formel: ›Arme und Beine sind strömend warm‹ durchgeführt. Gewöhnlich reichen zwei bis drei Wochen täglicher Sitzungen aus, um nicht nur die subjektive, sondern
auch die objektive Wärmeempfindung in den Extremitäten zu erreichen.

Einige wissenschaftliche Untersuchungen berichten beispielsweise darüber, daß solchermaßen trainierte Personen − und zwar
unter Bedingungen, unter denen andere Mitglieder ihrer Expedi-

tionsgruppe Erfrierungen an Händen und Füßen erlitten —, die Temperatur ihrer Extremitäten so hoch halten konnten, daß keine Schäden eintraten.

Aber nicht der Verzicht auf das Handschuhtragen im Winter ist Sinn der Wärmeübung, sondern der zusätzliche generalisierende Effekt auf eine tiefe meditative Entspannung. Danach folgt die Konzentration auf den eigenen Atemrhythmus.

Dritte Übung:
Die Atmung

›Die Atmung ist ruhig und regelmäßig‹

Selbstverständlich geht auch diese Übung des autogenen Trainings, eine der wichtigsten Übungen, nicht davon aus, daß eine Kontrolle über die eigene Atmung aufgebaut wird. Es wird lediglich eine ruhige und mühelose Atmung durch die passive Konzentration der gleichmäßigen Atembewegungen gefördert. Schultz erwähnte hierzu, daß die Atmung sich harmonisch in die durch die vorangegangenen Übungen geschaffene Ruhe einfügt. Die Wahrnehmung der vorausgegangenen Übungen ist jedoch gleichzeitig vorhanden, nur gehen wir mit der Formel ›Atmung ruhig und regelmäßig‹ mit unseren Gedanken zu einer nächsten vegetativen Übung weiter.

Da wir in entspannter Liegehaltung eine Bauchatmung (ungewollt) durchführen, brauchen wir uns bei dieser Übung nur auf die gleichmäßigen Bewegungen des Leibes im Atemrhythmus zu konzentrieren.

Im übrigen verlangsamt sich mit zunehmender Ruhe der Atemrhythmus von ganz allein. Die meisten Menschen berichten auch davon, daß unter Einbezug der Atemübung bereits eine tiefe Allgemeinentspannung eingetreten ist.

Auch die Atemübung kann wiederum einige Minuten praktiziert werden, bevor die nächste vegetative Funktion in die Entspannung mit einbezogen wird.

Vierte Übung:
Das Herz

›Puls ruhig und regelmäßig‹

Ziel dieser Übung ist, eine Regulierung und eine natürliche Harmonisierung des Herzrhythmus zu fördern. Sind die Schwere, die Wärme sowie die Atmung wahrnehmbar geworden, so ist auch die Pulswelle, vielleicht in einer Hand oder in einem Finger, als angenehmes Pulsieren deutlich spürbar. Es ist günstiger, sich auf die Pulswelle z. B. in den Händen zu konzentrieren, als auf die Brust oder den Hals, da diese Stellen von vielen Menschen bereits mit negativer Erfahrung besetzt sind. Nach wiederum einigen Minuten beziehen Sie die Leibmitte mit in die Entspannung ein.

Fünfte Übung:
Das Sonnengeflecht

›Der Leib ist strömend warm‹

Die Bezeichnung der Übung zeugt von dem medizinischen Hintergrund, daß die Konzentration auf den Plexus solaris (Sonnengeflecht, gleich Nervengeflecht in der Bauchgegend) neben einer Erwärmung durch Mehrdurchblutung auch eine zusätzliche muskelentspannende Wirkung auf den gesamten Unterleib hat. Die Konzentration auf: ›Sonnengeflecht strömend warm‹, kann besonders durch bildhafte Vorstellungen gefördert werden, etwa in der Sonne oder auf einer Terrasse liegen, sich im Wasser der Badewanne wohl fühlen und andere. Der Ausgangspunkt für das strömende Wärmegefühl liegt ungefähr drei Zentimeter unterhalb des Bauchnabels. Dies entspricht in etwa der Stelle, unter der ein wichtiges vegetatives Nervengeflecht des Bauchraumes liegt. Sie vergegenwärtigen sich dabei weiterhin, daß Ihre Glieder schwer, warm und angenehm entspannt und daß Ihr Herz und Ihre Atmung ruhig und regelmäßig sind. Auch bei dieser suggestiven Übung ist die erreichte Entspannung nicht nur psychischer, sondern auch physiologischer Art, wie wissenschaftliche Untersuchungen durch Röntgenbilder des Darms beweisen, auf denen zu sehen ist, wie er sich nach und nach entkrampft. Auch die Vorstellung, daß bei jedem Ausatmen Wärme in den Unterleib hineinströmt, kann sehr hilfreich sein. Schultz sagte:

»Nun liegt bei normalem Übungsgang die Versuchsperson mit schwerem, strömend warmem, ruhig durchatmetem und durchpulstem Körper entspannt da.« (Aus J. H. Schultz: Übungsheft für das autogene Training)

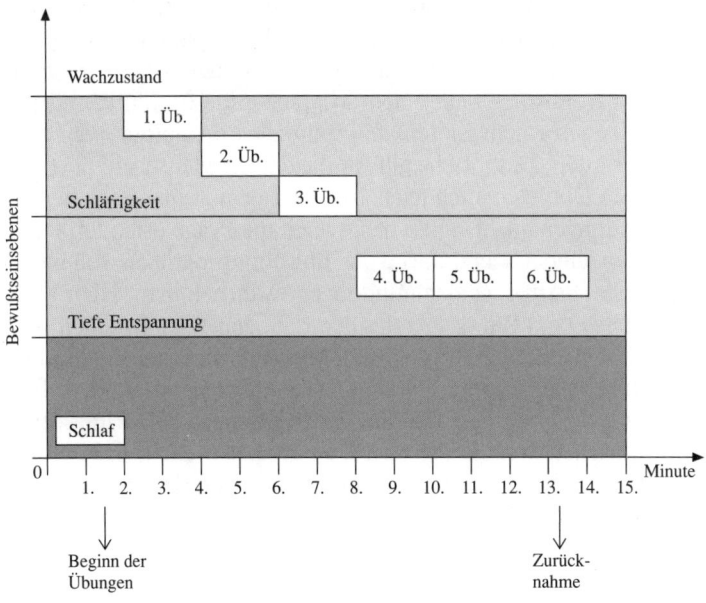

Schematische Darstellung der Veränderungen der Bewußtseinslage während des autogenen Trainings.
Die ersten drei Übungen machen angenehm schläfrig, und ab der vierten Übung ist der tiefe Entspannungszustand, der kurz vor dem Schlaf eintritt, erreicht.

Sechste Übung:
Die Stirn

›Die Stirn ist angenehm kühl‹

Die sechste und letzte Übung führt uns von dem tiefsten Punkt der Entspannung der Leibübung wieder ›weiter nach oben‹ zur Stirn. Sie besteht darin, daß die Stirn nach und nach angenehm kühl empfunden wird. Auch hierbei handelt es sich um eine Vorstellung, die durch die Wiederholung der Formel: ›Meine Stirn ist angenehm kühl‹ auch objektiv wahrnehmbar ist. Manche geben bei der Übung an, daß die Abkühlung der Stirn häufig als ›angenehm kühler Hauch‹ empfunden wird und ein Gefühl der Frische vor der folgenden ›Zurücknahme‹ fördert. Bei Migränepatienten ist jedoch Vorsicht geboten, da die leichte Gefäßverengung im Stirnbereich auch zu Kopfdruck oder einem Migräneanfall führen kann. Auch beim Üben vor dem Einschlafen sollte die Stirnübung *nicht* einbezogen werden. Das gleiche gilt für diejenigen Menschen, die bei bestimmten Übungen auch nach 10 – 14 Tagen immer noch negative Empfindungen angeben. So bleibt auch die Frage offen, ob Patienten nach einem Herzinfarkt die Pulsübung einüben sollten, obschon sie hierbei Mißempfindungen wahrnehmen. Hier gilt es dann, nach dem Rat des Arztes den richtigen Weg zwischen ›nicht zu früh von einer Übung ablassen‹ und ›eine Tiefenentspannung ist auch ohne die gesamte Übungsanzahl möglich‹, zu finden. Es ist auch noch zu betonen, daß das Zurücknehmen nicht im Bett vor dem Einschlafen praktiziert wird, da es ja eher einen Erfrischungseffekt mit sich bringt. Richtig angewandt kann das autogene Training eine intensive Erholung in kürzester Zeit fördern und beispielsweise bei der Vorbereitung auf schwierige Aufgaben Hilfe leisten. Das autogene Training ist auch bei psychosomatischen Erkrankungen mit Erfolg einzusetzen. Neben der Normalisierung und Entkrampfung der Magen-Darmtätigkeit, der Behebung von Schlaflosigkeit und Migräneattacken, dient es auch dem Hochdruckkranken, den Blutdruck zu normalisieren.

Luthe faßt zusammen:

»Das autogene Training beinhaltet selbstinduzierte (autogene) Veränderungen der Beziehungen zwischen Kortex und Zwischenhirn, die es natürlichen Kräften ermöglichen, ihre sonst beschränkte Fähigkeit zur selbstregulierenden Normalisierung wiederzugewinnen...«

Ein neuer Weg zu sich selbst:
Biofeedback

Biofeedbackverfahren, um die lang ersehnte Entspannung zu erlangen, gelangten bereits in den frühen achtziger Jahren aus den USA zu uns. Auch im Rahmen der *New age*-Bewegung ist in unserer westlichen Welt das Bedürfnis nach *Brain Relaxing* im Ansteigen begriffen.

Feedback bedeutet nichts anderes als Rückkopplung, das Kürzel *Bio* weist dabei auf die Rückkopplung biologisch-vegetativer Funktionen in unserem Körper hin. Diese Methode, Einfluß auf das vegetative Nervensystem zu nehmen, bedarf zunächst elektronischer Geräte, sogenannter Biofeedbackgeräte, die dabei einzelne oder mehrere Nervenfunktionen wie Muskelanspannung, Herztätigkeit, Hautwiderstand, Hirnwellen und andere registrieren und rückmelden können. Die Form der Rückmeldung kann dabei ebenso entspannungsförderlich sein wie subjektiv angenehm. In ähnlich entspannter körperlicher Ausgangshaltung wie etwa beim autogenen Training haben sich *Rauschsignale* als ideale Rückmeldesignale bestimmter eigener Körperfunktionen erwiesen oder auch milde *Lichtsignale* im sogenannten warmen Frequenzbereich (gelb-oranges Licht). Sie wirken als positive Verstärker.

Klinische Biofeedback- und Meditationsübungen haben insofern etwas gemeinsam, als sie beide einen Zustand tiefer entspannter innerer Bewußtheit erreichen können. Auch hierbei soll der Übende in einer ruhigen Umgebung in einem Zustand passiver Aufmerksamkeit liegen oder sitzen.

In diesem Zustand versucht der Mensch eine Harmonie zwischen Geist und Körper zu erkennen und weiterzuentwickeln, wobei als positiver Verstärker das sich ändernde Biofeedbacksignal förderlich wirkt (positiver Regelkreis der Entspannung).

In diesem Sinne können Biofeedbackgeräte als eine Art äußeres Nervensystem verstanden werden, mit deren Hilfe bestimmte Reaktionsweisen, wie z. B. erniedrigte Muskelspannung eingeübt werden können. Über das rückgemeldete Signal via Feedbackgerät kann unser Körper zusätzlich positiv beeinflußt werden. Biofeedback wird z. B. bei Migräne, Muskelverspannungen, Bluthochdruck usw. eingesetzt.

Biofeedback bedeutet also nicht zusätzliche ›apparative Medizin‹, sondern nur eine Hilfestellung zur Erlangung psychischer

Wer ein solches Biofeedbackgerät besitzt, kann damit zu Hause trainieren. Die an die Finger angeschlossenen Elektroden messen den Hautleitwert. Das Gerät gibt durch akustische und/oder optische Signale Rückmeldung, ob dieser Wert wächst oder fällt.

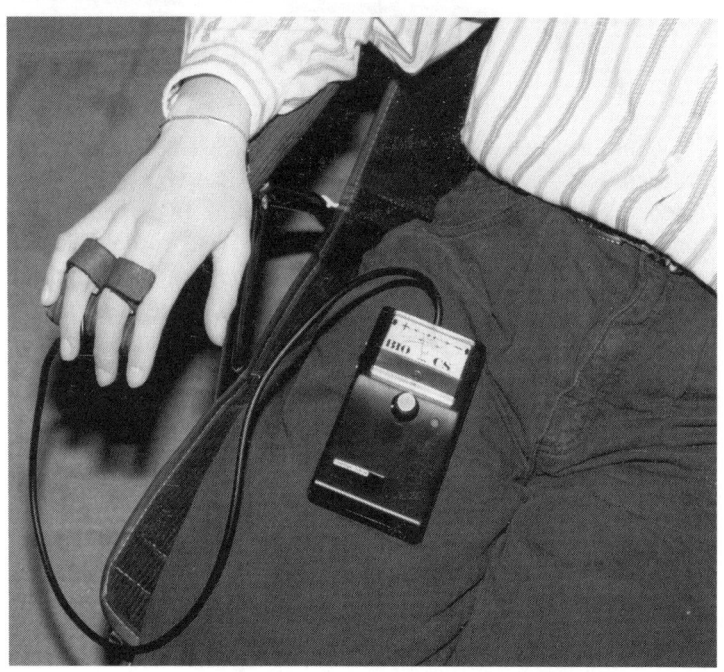

Ausgeglichenheit. Ärztliche Anweisung ist unbedingt erforderlich und sinnvoll. Das zunehmende Interesse am Biofeedback in den letzten Jahren hat gewissermaßen einen Durchbruch in der Welt der Wissenschaft bezüglich der Erforschung tiefer Entspannungszustände erbracht.

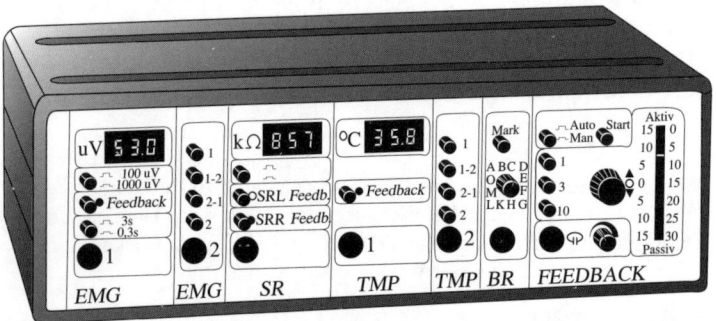

Biofeedback-Gerät

Noch in den sechziger Jahren wurde die Vorstellung einer willkürlichen Regulierung unseres vegetativen Nervensystems von Forschern wie Praktikern weitgehend abgelehnt. In den darauffolgenden zwanzig Jahren sind auf der ganzen Welt, vornehmlich in den USA, Tausende wissenschaftliche Untersuchungen durchgeführt worden, die nachgewiesen haben, daß die autonome Kontrolle des Nervensystems möglich ist. Biofeedback stellt auch eine Erweiterung und Fortführung des bisher Gesagten über meditative Entspannungstechniken dar. Ein meditativer Zustand der Tiefenentspannung führt zur Schaffung einer willkürlichen Kontrolle körperlich-geistiger Funktionen, die es dem Menschen gestatten, unterschwellige Bilder, Phantasien und Empfindungen bewußt werden zu lassen. Zum Grundprinzip gehört weiterhin:

1. Jede neurophysiologische oder andere biologische Funktion, die man messen und durch elektronische Geräte verstärkt an den Menschen über seine Sinne zurückmelden kann (Feedback), kann von diesem Menschen willkürlich reguliert werden.

2. Green: »Jede Veränderung des physiologischen Zustandes wird von einer entsprechenden, bewußten oder unbewußten Änderung im geistig-emotionalen Zustand begleitet, und umgekehrt wird jede bewußte oder unbewußte Änderung im geistig-emotionalen Zustand von einer entsprechenden Veränderung des physiologischen Zustands begleitet.«

Klinische Untersuchungen und Anwendungen des Biofeedbacks (auch mit vergleichenden Untersuchungen mit meditativen Verfahren) haben erwiesen, daß viele autonome Funktionen, d. h. also die Funktionen des unwillkürlichen Nervensystems, unter bewußte Kontrolle gebracht werden können; dadurch, daß der Übende zunächst die Informationen über die jeweiligen Körperfunktionen erhält. Zu diesen zählen die Hirnstromtätigkeit, die Herzschlagfolge, aber auch der Muskeltonus, die Körpertemperatur, die Magensäure, der Blutdruck usw. Eine Sonderform der verschiedenen Biofeedbackparameter stellt dabei die Rückmeldung des Atemrhythmus dar, wie später noch beschrieben wird. Obwohl Biofeedback und erfolgreiche Meditationsübungen im Grunde gleiche Ziele verfolgen und auch erreichen, liegt der wesentliche Unterschied darin, daß Biofeedback biologisch meßbare Signale verstärkt und rückmeldet. Darin besteht aber auch ein Vorteil der Biofeedbackmethode gegenüber anderen: es werden dem Übenden reale Informationen mitgeteilt. Wenn also der Entspannungssuchende die Rückmeldung interpretiert, weiß er augenblicklich, wie angespannt beispielsweise seine Muskeln sind, und er kann durch ›Versuch und Irrtum‹ herausfinden, wie die Muskeln stärker zu entspannen sind. Hat er während seines ›passiven Wollens‹ Erfolg, sagt es ihm das Rückmeldesignal augenblicklich (z. B. als langsam werdender Summton).

Biofeedback kann auch in Verbindung mit vielen anderen Methoden, beispielsweise mit der traditionellen Psychotherapie, der Hypnose, der Verhaltenstherapie, der Meditation usw. ergänzend eingesetzt werden. Das Biofeedback kann allerdings bei mangelnder Berücksichtigung der Vielfalt physischer und psychischer Faktoren nutzlos und sogar potenziell schädlich sein. Sie sehen, daß auch bei der Biofeedbackentspannung die Betonung auf einer ganzheitlichen Betrachtungsweise des Menschen liegt, die jeweils die physischen wie psychischen Faktoren und Bedürfnisse des einzelnen mit berücksichtigen muß. Für verantwortungsvolle Mediziner und Therapeuten kann das Biofeedback eine ideale Ergänzung der Behandlung sein.

Ein praktisches Beispiel: Wird einem Menschen seine eigene Herztätigkeit rückgemeldet (EKG), sind die meisten Menschen überrascht, wie schwankend ihr Herzschlag sein kann, wenn er akustisch rückgemeldet wird. Zunächst scheint es ganz zufällig zu sein, da zu Beginn der Rückmeldung der Herzschlag aus vielerlei Gründen beschleunigt wird und sich dann anschließend wieder etwas verlangsamt. Diese erste Reaktion bei akustischer Rückmeldung des Herzschlages ist bei nahezu allen Menschen gleich.

Nach einer harmlosen Beschleunigung erfolgt dann eine Beruhigung der Herzschlagfolge. Geringfügige Veränderungen der Körperlage oder auch eine Änderung der eigenen Atmung üben eine

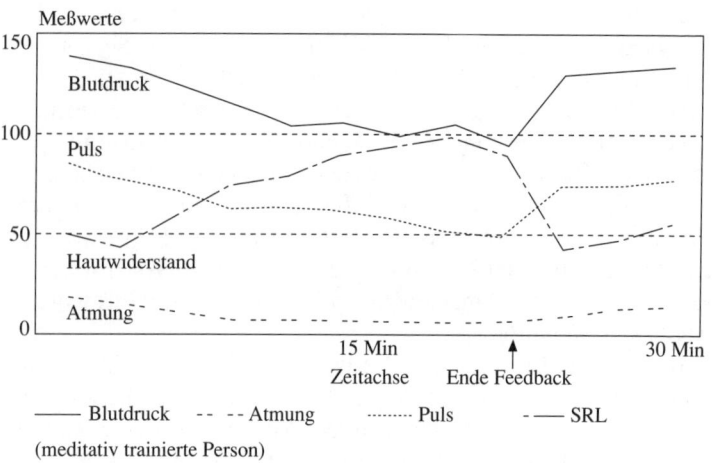

Physiologische Änderungen
(Atemfeedback über 30 Minuten)

stark beruhigende Wirkung auf das Herz aus. In diesen Versuchen wird keine passive Haltung mit dem Patienten oder Übenden vereinbart, sondern eher ein waches und aktives Verändern. So wird jeder bald feststellen, daß langsame, regelmäßige Atmung oder das Sitzen in aufrechter Haltung dazu beitragen können, den Herzschlag zu verlangsamen, während eine schlaffe Haltung bzw. flache Atmung ihn rasch beschleunigen. Diese Erkenntnis ist bereits der erste Schritt zur Herstellung einer Verbindung zwischen Geist und Körper anhand einer vegetativen Funktion, nämlich des Herzschlags. Allein bei dem Gedanken, z. B. an einen angenehmen erholsamen Urlaub, kann die übende Person anhand des Rückmeldesignals erkennen, daß das Herz langsamer zu schlagen beginnt. Auch beim autogenen Training, nämlich bei der Herzübung, kann das Biofeedback des Pulses eine faszinierende Möglichkeit darstellen, die eigene Psychosomatik festzustellen. Der nun folgende zweite Lernschritt ist der entscheidende für die gesamte Anwendung des Biofeedbacks.

Die sensible Wechselwirkung von Geist und Körper kann schon nach wenigen Sitzungen beobachtet werden, wenn man erkennt, daß Gefühle der Schwere und Wärme den Herzschlag verlangsamen, während Gefühle der Leichtigkeit ihn beschleunigen können. Das ist deshalb ein wichtiger Lernschritt, weil der Übende imstande ist, sich auch während des ganzen Tages dieser Empfindungen zu erinnern und sie bewußt zu wiederholen, später auch ohne Biofeedbackgerät. Sobald z. B. die Verbindung zwischen Empfindungen und ihren Wirkungen auf das Herz-Kreislaufsystem hergestellt ist, besitzt jeder Mensch also die Möglichkeit, diese wichtige vegetative Funktion selbst zu regulieren. Regt sich der Übende beispielsweise auf und registriert den Puls als zu schnell, dann kann er sich darauf besinnen, daß er in der Lage ist, den Pulsschlag willentlich zu reduzieren. Er erinnert sich daran, läßt den Pulschlag zu …, und dieser wird ›von allein‹ sinken.

Es ist also kein Gerät, das die Veränderung und die Erkenntnisse für psychosomatische Zusammenhänge bewirkt, sondern es ist der Mensch selbst. Biofeedbackgeräte können hervorragende Hilfsmittel sein, die jedoch nach einigen Wochen oder Monaten nicht mehr benötigt werden, da wir in der Lage sind, auch ohne Gerät tief zu entspannen. Die Befürchtung, daß man nach Beherrschung bestimmter vegetativer Funktionen abhängig von einem Gerät würde, ist unbegründet. Biofeedback macht nicht ›süchtig‹.

Aus den klinischen Erkenntnissen ergeben sich nun grundsätzlich zwei unterschiedliche Anwendungsgebiete für den Einsatz des Biofeedbacks:

1. Das aktive Einüben und Verändern bestimmter Körperfunktionen z. B. nach einem Schlaganfall, zum Trainieren bestimmter Muskelgruppen via Feedback; zur Muskelkräftigung in der Sportphysiologie; zur Behebung von Rhythmusstörungen.

Muskel-Biofeedbackgerät zum Einsatz bei (z. B.) schlaffen Lähmungen
(nach Schlaganfall mit teilweiser Lähmung des linken Armes!)

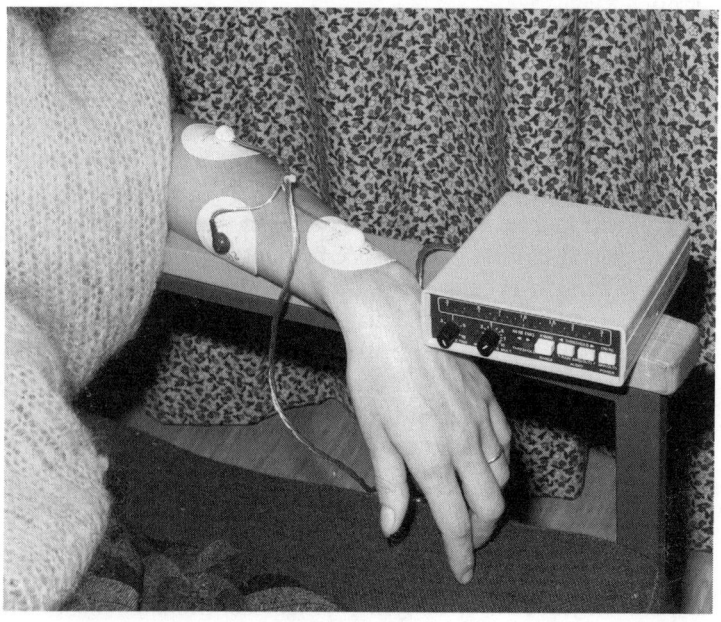

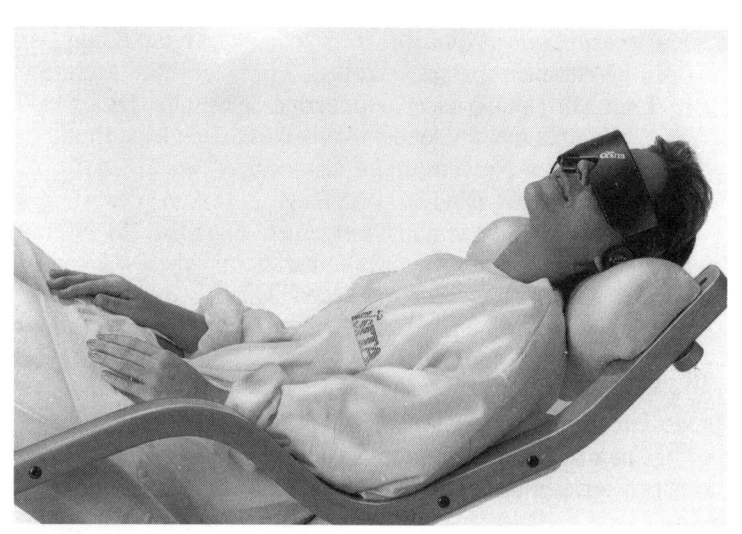

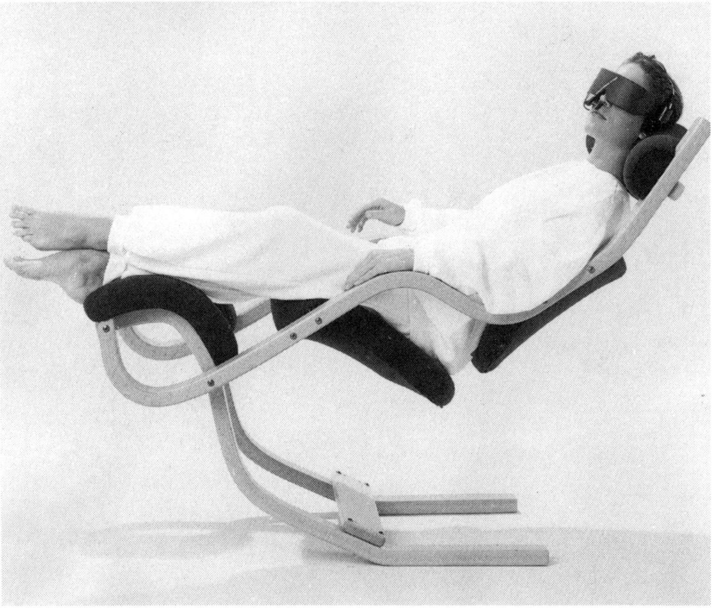

2. Als spezifische meditative Rückkoppelungsverstärkung wie oben beschrieben ›passives Wollen‹. Hier steht das Atemfeedback im Mittelpunkt einer optimierten Selbsthilfe. Dies bedeutet also, daß es nicht besonders sinnvoll ist, irgendeine Funktion des vegetativen Nervensystems als positive Verstärker rückzukoppeln via Gerät. Die Rückkopplungsverstärkung der Atmung mit zusätzlichen spannungswirksamen Signalen (Meeresrauschen, das im eigenen Atemrhythmus an- und abschwillt) ist bei allen medizinisch-wissenschaftlichen Untersuchungen besonders wirksam gewesen, um einen generalisierten Entspannungseffekt herbeizuführen.

Bevor wir uns dem praktischen Teil, nämlich der Durchführung des Atembiofeedbacks zuwenden, wollen wir noch weitere medizinisch fundierte Entspannungsverfahren darstellen.

Muskelentspannung

Progressive Muskelentspannung nach Jakobson

Diese Entspannungstechnik ist in den dreißiger Jahren von dem amerikanischen Verhaltenstherapeuten Jakobson entwickelt worden. Sie basiert auf der Tatsache, daß wir gegensätzliche Spannungszustände in unserer Muskulatur besonders gut erleben können. Extreme Muskelanspannungen und -entspannungen sind ohne Biofeedbackgerät für uns gut wahrnehmbar. Der Trainierende sollte täglich Entspannungsübungen durchführen, durch die phasenweise für einige Sekunden bestimmte Muskelgruppen des Körpers angespannt und danach die Lösung der Spannung empfunden werden soll. Es können die besonders gut wahrnehmbaren Muskelgruppen unseres Körpers nacheinander an- und entspannt werden. Im Prinzip ist dieses Training einfach zu praktizieren. Egal ob wir gerade sitzen oder stehen, wir können einmal bestimmte Muskelgruppen kurz anspannen (die Unterarme, oder die Hände zur Faust ballen, oder die Waden) und dann nach einigen Sekunden wieder lösen. Auch diese Entspannungstechnik folgt den natürlichen Gegebenheiten unseres Körpers. Denn eine Phase von Muskelanspannung, z. B. bei schwerer körperlicher Arbeit, löst immer eine verstärkte Entspannung aus. Allerdings hat diese Entspannungsmethode keinen so weitreichenden Generalisierungseffekt wie die bisher beschriebenen Methoden. Muskelverspannungen im Schulter-Nackenbereich lassen sich dagegen durch die kurzzeitig durchzuführenden täglichen Übungen lindern. Auch im klinischen Bereich dient die progressive, also aktive Muskelan- und -entspannung, dazu, den Patienten die Wahrnehmung der eigenen Muskelspannung zu ermöglichen.

In der Praxis wende ich diese Methode auch an, um vor Durchführung des Biofeedbacks oder autogenen Trainings dem Klienten eine psychosomatische Betrachtungsweise mit aktiven Mitteln darzustellen. Es handelt sich dabei nicht um ein passives Zulassen bestimmter Körpervorgänge, sondern um ein aktives Selbstregulieren und die danach folgende Wahrnehmung einer natürlichen Entspannung.

Hata-Yoga: Die seelische Umorientierung

Auch diese Entspannungsmethode, die eine psycho-physische Entspannung fördert, ist für jeden sinnvoll, der in der Lage ist, einen geistig-seelischen Zugang zu der eigenen Selbstentspannung zu finden. Auf dem Hintergrund einer indischen Lebensphilosophie werden Atemtechniken erlernt, die mit bestimmten körperlich entspannenden Übungen, die in festgelegten Positionen ausgeführt werden, verbunden sind. Die Yogis versprechen sich davon auch

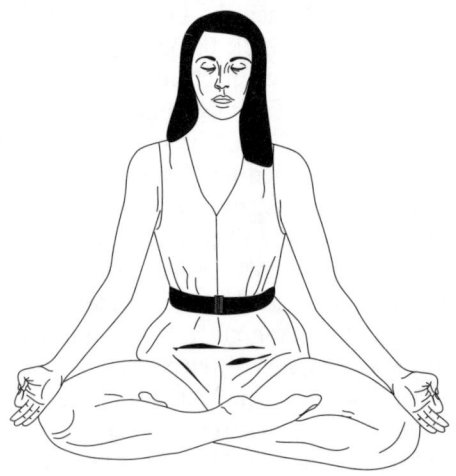

Traditionellerweise wird zur Meditation der hier abgebildete Lotossitz eingenommen. Wem diese Haltung zu schwierig oder zu unbequem ist, kann aber auch ohne weiteres in einer anderen Haltung meditieren.

eine Anregung des Stoffwechsels und nicht zuletzt eine neue positivere Einstellung zum Leben. Für viele Menschen der westlichen Welt ergeben sich allerdings hieraus Probleme, da in unserer Lebensphilosophie eher eine Sachorientierung vorherrscht.

Das Yoga stellt jedoch eine tägliche seelisch-körperliche Entspannung dar, die es durch eine erlernbare Selbstkontrolle durch geistige Entspannung erleichtert, Alltagsprobleme und Hektik besser zu bewältigen.

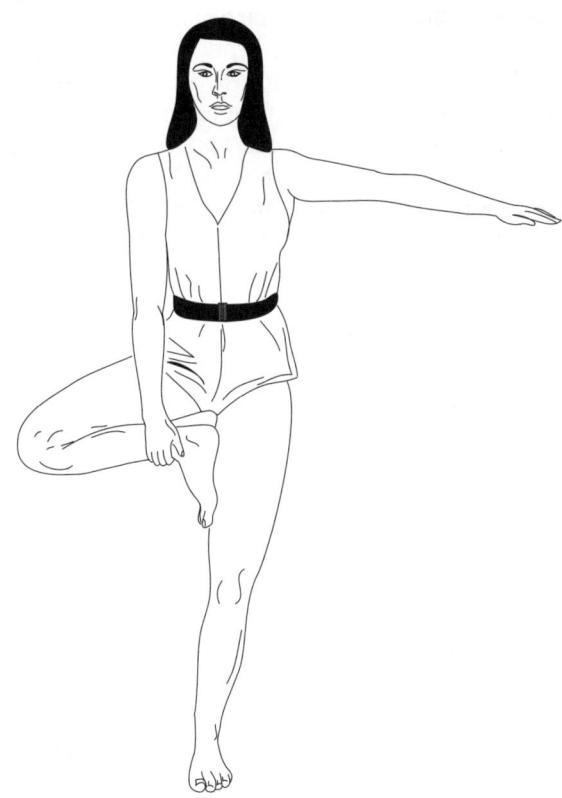

Yogaübungen haben sich als ein Weg zur Entspannung auch bei uns ›Westlern‹ bewährt. Die dargestellte Übung, Baum genannt, stärkt das Gleichgewichtsgefühl, kräftigt die Beine und schenkt innere Ruhe.

Meditation:
Weg und Schlüssel zur Seele

Auch die Meditation ist als ein Zustand abgesenkter Aufmerksamkeit zu verstehen. In einer ruhigen Position soll der Meditierende einen Laut, ein Mantra, im Rhythmus des eigenen Atems wiederholen. Dadurch wird die meditative Stimmung verstärkt, in die wir eintauchen. Die Mantra-Meditation stellt nur eine von vielen Meditationstechniken dar. Die amerikanische Psychotherapeutin Patricia Carrington bietet drei typische Mantras an, ›HH-NAM‹, ›SHI-RIM‹ und ›RAH-MAH‹. Auch andere Meditationstechniken lenken die Konzentration auf die eigene Atmung. Die Meditation kann die Funktionen des Körpers positiv beeinflussen und die psychosomatische Ausgeglichenheit fördern. Sie vermag auch eine tiefere geistige Hinwendung unter Ausschaltung störender Außenreize herzustellen. Durchbrüche zu neuen Erfahrungsebenen werden in verschiedenen Stadien der Transzendentalen Meditation (TM) erlebt. Leon Otis erforschte die Transzendentale Meditation und stellte folgendes fest:

1. »Gewisse Individuen können für die TM besser disponiert sein als andere, das heißt, diejenigen, die den größten Gewinn davon haben, sind irgendwie im Sinne ihrer Persönlichkeitsmerkmale prädisponiert.

2. Menschen mit diesen prädisponierten Persönlichkeitsmerkmalen neigen dazu, sich intensiv mit dem wissenschaftlichem Studium der TM zu beschäftigen.

3. Die am besten für die TM prädisponierte Person ist einigermaßen gut integriert und wird dennoch von neurotischen Ängsten, Schuldgefühlen und Phobien heimgesucht.

4. Viele, die mit der TM beginnen, neigen dazu, wieder aufzuhören zu meditieren (bei der Stichprobe des Standfort Research Institute hatten 50% nach einigen Monaten wieder aufgehört).

5. Ältere Meditierende neigen dazu weiter zu meditieren, während Jüngere zum Aufgeben neigen.

6. Der Nutzen, den Meditierende erzielen, könnte tatsächlich die Folge hoher Erwartungen sein.«

Zahlreiche Untersuchungen haben erwiesen, daß die Meditation psychologisch wie physiologisch z. B. erfrischender ist und die Energie besser wieder herstellt als tiefer Schlaf. (Wallace und Stroebel, 1975)

Vom Sinn der Meditation – Seelenfeedback

Welche Form wir auch immer bei der Suche nach Selbstverwirklichung durch Entspannung wählen, eine nur seelische oder eine nur körperliche kann nicht zum gewünschten Erfolg führen. Techniken, die ausschließlich auf körperlicher Ebene Entspannung bewirken, können allenfalls der Einstieg zur einer tieferen Ebene der Entspannung sein. Auch Schultz zählte zu den Wirkungen, die in der Oberstufe des autogenen Trainings erreicht werden: »Eine viel tiefere geistige, seelische und leibliche (meditative) Wirkung.« Allerdings stellt die Oberstufe des autogenen Trainings gewisse Anforderungen an die Fähigkeiten des Übenden und seine Motivation. Der Grund dafür liegt darin, daß meditative Formen der Entspannung zur Erweiterung der Persönlichkeit nur durch die geistige Voraussetzung erreichbar sind, auch mit unbewußten Strukturen der eigenen Persönlichkeit umgehen zu können. Der Sinn der Transzendentalen Meditation ist keineswegs darin zu sehen, ›krankhafte‹ psychosomatische Abläufe unseres Willens aufzudecken oder zu heilen, sondern gesunde Anteile zu fördern. Die Meditationstechnik ist an keine besondere Lebensweise, Glaubensinhalte oder Ideologien gebunden. Die uralte Technik der Transzendentalen Meditation wurde seit den sechziger Jahren von Maharishi Mahesh Yogi auch für den Westen zugänglich gemacht. Maharishi Mahesh Yogi sah die Transzendentale Meditation als eine Hinwendung nach innen, auf immer feinere Aspekte und Gedankengänge der Persönlichkeit, bis jeder rein körperliche Aspekt überschritten – transzendiert – ist, und ein Zustand reinster Bewußtheit erreicht wird (nach Kniffki). Wie schon erwähnt, wird ein solcher Zustand durch den mentalen Gebrauch (psychische Hinwendung und Einengung) auf ein sogenanntes Mantra eingeleitet.

Der Einsatz eines Mantras, gleichsam als Form der freien Assoziation mittels Hinwendung auf einen psychischen Prozeß, ist ebenfalls ein wesentlicher Bestandteil der Psychoanalyse. Im Gegensatz zur Psychoanalyse bleiben die in einem Meditationszustand auftauchenden Gedanken und Gefühle beim Meditierenden selbst und werden nicht in Sprache umgesetzt und zu einem therapeutichen Prozeß analysiert. Kretschmer schrieb hierzu im Jahre 1951:

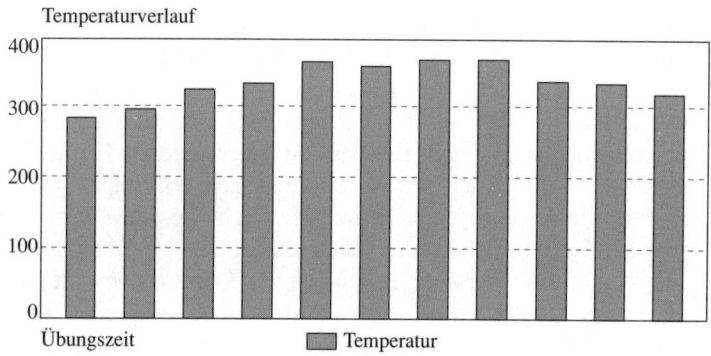

Handtemperaturerhöhung
(während 20 Minuten Meditation)

»Bei der Meditation wird ein geringer Wert auf die Analyse des Krankhaften gelegt. Die Betonung des Analytischen ist hier offensichtlich Ausdruck unserer geistigen Zeitlage. Vielmehr wird bei der Meditation auf die Aktivierung der gesunden Heiltendenzen der Seele abgezielt. Die Orientierung ist synthetisch.« So kann auch die Transzendentale Meditation verstanden werden als Feedback, als Rückmeldung innerer Erfahrungsbereiche des Menschen, die wir auf der bewußten Ebene nicht besitzen. Der Versuch, emotionale Vorgänge in uns vom Tagesbewußtsein jederzeit verbalisieren zu wollen, wäre auch zum Scheitern verurteilt und geradezu ein Hemmschuh, um die Normalität des Alltags mit all ihren gegensätzlichen emotionalen Anteilen zu durchleben. Hier liegt also der eigentliche Sinn der Meditation: unserem Bewußtsein durch tägliches ›Sich-fallen-Lassen‹ die Möglichkeit zu einer tieferen Harmonie zu geben. Daher kann auch nur derjenige meditieren, der versteht, warum er meditiert. Wer Meditation gewissermaßen als eine Art Zeitvertreib praktiziert, wird aus diesem Grund auch nicht den gewünschten Erfolg haben. So kann Meditation zwar im äußeren Ablauf beschrieben werden, inhaltlich muß sie jedoch selbst erfahren werden.

Meditation, gleichsam verstanden als Feedback unseres Bewußtseins, kann so auch die Erkenntnisfähigkeit des Individuums durch Erreichen einer anderen Bewußtseinsebene erweitern.

Yoga und Meditation

»Weder das Sitzen in der Lotusstellung, noch das Schauen auf die Nasenspitze ist Yoga. Yoga ist das Einssein der Seele mit dem Allgeist« (Kularnava = Tantra).

Yoga und Meditation erfordern also auch nicht eine Änderung unserer Lebensauffassung, jedoch die Fähigkeit und den Willen einer Hinwendung nach innen. Die äußere Form der Yoga-Entspannungstechnik kennt einige wichtige Grundregeln. Die Yogatechnik bietet einige Körperstellungen an, die der Übende einnehmen soll. Neben der Liegehaltung, der Kerze, ist der Fersensitz die wohl bekannteste Körperhaltung. Eine der Grundregeln besagt, daß die Yogastellungen z. B. nicht gleichlaufend mit anderen, zum Beispiel Gymnastikübungen, eingenommen oder ausgeführt werden sollen. Zu vermeiden sind auch Kraftanstrengung und schwungvolle Bewegungen, und eventuell auftretende Schmerzen dürfen nicht mißachtet werden. Ferner soll vor dem Einnehmen der Yogastellungen nicht gegessen werden. Yoga soll den ganzen Menschen erfassen, daher spielt auch im Yoga die Atemtechnik eine besondere Rolle. In indischen Texten heißt es hierzu:

»Wer Yoga ohne Atemübungen betreibt, dieser Schwachsinnige, einem lahmen Rosse gleich, kann sich unmöglich auf dem Pfad der Yogis bewegen« (Yogavasistha).

Für meine Betrachtungsweise, in der das Atembiofeedback als zentrale Zugangsmöglichkeit für die Bewußtseinsebene der Tiefenentspannung gesehen wird, scheint mir dieses wichtig. Grundsätzlich dürfen wir deshalb sagen, daß jede geistige Versenkung, also meditative Entspannung, sich lediglich eines einzigen Mittels bedient, um den tiefsten Punkt der Entspannung zu erreichen, nämlich der Atmung.

Am Anfang steht immer die Konzentration, die Fixierung der Gedanken auf einen Punkt. Die Konzentration in allen Techniken der meditativen Entspannung bedeutet das Denken eines Gedankens. Die Konzentration auf sich selbst und die Besinnung auf das passive Wollen sind dabei ein Muß in jeder Entspannung.

Ein klassischer Yogatext bezeichnet diese Form von Konzentration auch als:

»Festbindung des Bewußtseins an eine Stelle« und die »Ausdehnung des auf diese eine Stelle gerichteten Denkens«. Und weiter heißt es zur meditativen Versenkung: »Diese drei [Konzentration, Meditation und Ekstase], auf ein und dasselbe Ding gerichtet, bilden die Versenkung. Deren Beherrschung erschließt dem Yogi die Welt der Erkenntnis« (Samyama). In diesem Sinne darf die Meditation als psychosomatisches Feedback, als Weg zur Selbstverwirklichung gesehen werden. Auf dem Weg zur Selbstverwirklichung dient uns Biofeedback als ein Weg zur meditativen Entspannung, ebenso wie die Meditation oder andere Entspannungsformen, die wir besprochen haben, als Spiegelbild unseres ganzen Wesens. Auch Carl Gustav Jung verstand unser persönliches Ich als Zentrum unseres bewußten Seelenlebens, als Einheit von bewußten und unbewußten Anteilen: »Es fügt die Gegensätze der menschlichen Natur, alles was als gut oder böse empfunden wird, Männlichkeit oder Weiblichkeit, die vier Funktionen Denken, Fühlen, Empfinden und die Intuition, das Bewußte und das Unbewußte zusammen.« Auch bei Jung geht es dabei um die Ganzheit unserer Seele unter Einbeziehung aller psychosomatischen Vorgänge, um sich mit allen Seiten seiner Persönlichkeit aussöhnen zu können. Er sah dabei auch die Gefahr, die durch die unreflektierte Übernahme östlicher Techniken in unsere Welt entstehen kann.

»Der gewöhnliche Irrtum des westlichen Menschen ist, daß er, wie der Student im Faust vom Teufel übel beraten, der Wissenschaft verächtlich den Rücken kehrt und östliche Ekstatik annimmt, Yogapraktiken wörtlich zu übernehmen und dabei kläglich emittiert.«

Ich möchte an dieser Stelle nicht weiter auf C. G. Jung eingehen, da es sicher den Rahmen dieses Buches sprengen würde. Es sei nur auf den übergeordneten notwendigen und analytischen Aspekt bei der Anwendung aller tiefenentspannungswirksamen Techniken hingewiesen. Für ein tieferes Verständnis sei auf das eingehende Studium der Schriften von C. G. Jung verwiesen.

Hypnose: Für wenige geeignet

Unter der medizinischen Hypnose verstehen wir einen tiefen Entspannungszustand, der unter Anleitung eines Therapeuten erreicht wird, um bestimmte psychotherapeutisch verwertbare Erfahrungen des Hypnotisierten bewußt werden zu lassen. Dabei kann sich der ausgebildete ärztliche Therapeut bestimmter Möglichkeiten bedienen, etwa der ›Pendelmethode‹ oder der ›Farbmethode‹.

Unter Anleitung, in ruhiger Umgebung und in völliger körperlicher Entspanntheit, wird die Aufmerksamkeit des Menschen beispielsweise auf ein Farbtäfelchen gelenkt. Bei diesem Vorgang wird unser Bewußtsein mit entsprechender Suggestion eingeengt und danach gezielt zu körpereigenen Wahrnehmungen, ähnlich wie beim autogenen Training, geführt. Nach wenigen Minuten kann ein Trancezustand erreicht werden, in dem auch unbewußte Inhalte unseres Lebens, auch Konflikte, bewußt gemacht werden. Allerdings ist die Hypnose nur bei Menschen anwendbar, die den eigenen Willen und das Vertrauen zum Therapeuten besitzen, diesen Trancezustand zuzulassen.

In dem Zustand des suggestiv eingeengten Bewußtseins ist es jedoch keineswegs möglich, dem Medium Befehle zu erteilen, zu deren Ausführung der Hypnotisierte selbst letztendlich nicht bereit wäre. Die Legende vom ›Umkrempeln des Unterbewußtseins‹ ist nicht haltbar!

Von der medizinischen Hypnose abzugrenzen sind die ›Bühnenhypnosen‹, in denen in veränderter Bewußtseinslage bestimmte Wahrnehmungen suggeriert werden.

Die medizinische Hypnose kann erfolgreich bei zwanghaft-neurotischen Störungen, bei Magersucht oder anderen psychischen Problemen eingesetzt werden.

Was passiert wirklich in der Hypnose?

Betrachten wir eine Person, die sich in einem hypnoiden Zustand befindet (Hypnose — kommt aus dem Griechischen und bedeutet Schlaf), so werden wir nichts Besonderes feststellen. Die Person wird den Eindruck eines schlafähnlichen Zustands erwecken. Die Augen sind geschlossen, die Atmung geht ruhig und regelmäßig, sie antwortet, wenn sie vom Hypnotiseur angesprochen wird, stokkend und leise, wie im Schlaf. Wenn sich also im äußeren Erscheinungsbild keinerlei dramatische Veränderungen zeigen, so müssen sich diese im Inneren vollziehen. Die Hypnoseforschung kennt dabei zwei Ebenen:

■ die physiologische Ebene; das sind die meßbaren Veränderungen der Körperreaktionen (z. B. Hirnwellen, Hautwiderstand, Muskelspannung usw.), und zum anderen die

■ psychologischen und subjektiven Veränderungen, die sich auf der geistigen Ebene im Denken und Wahrnehmen des Hypnotisierten abspielen.

Beide Ebenen stellen den sogenannten hypnoiden Zustand, der jedoch auch im Bereich anderer Entspannungsverfahren bereits genannt und erfahrbar ist, dar.

Von besonderem Interesse ist die Tatsache, daß in der Hypnose auch eine Verminderung der Atemgeschwindigkeit, neben anderen Veränderungen bestimmter vegetativer Abläufe, festgestellt werden kann. Eine allgemeine Dämpfung unseres Herz-Kreislauf-

Systems durch Hypnose geht auch mit einer Minderung unseres Stoffwechselumsatzes einher. Bei den hormonellen Veränderungen ist das Absinken von sogenannten Katecholaminen und vom Plasmakortisol von besonderer Wichtigkeit, da wir heute wissen, daß in Streß-Situationen die Konzentration dieser Hormone ansteigt. Die für unser Immunsystem wichtigen sogenannten Lymphozyten erhöhen sich beispielsweise nach einer Hypnosesitzung. Bei Streß nimmt die Anzahl unserer Lymphozyten ab, dadurch wird auch unsere Immunabwehr geschwächt.

Hypnose und die körperlichen Auswirkungen

Hirnwellen
mehr alpha-Wellen in
der rechten Hirnhälfte

Abnahme
der Atemrate

Blutbild *unmittelbar nach Hypnose:* Abnahme von weißen und roten Blutkörperchen, von Hämoglobin und Blutplättchen *etwa 1,5 Stunden nach Hypnose:* Zunahme der Lymphozyten (T.-, B-Zellen) und Abnahme von Neutrophilen

Stoffwechselreduktion

Hormone
Abnahme von
Katecholaminen
Abnahme von
Kortisol

Abnahme von
Hautwiderstands-
änderungen

Kreislauf
Senkung des
Blutdrucks
Verlangsamung der
Herzschlagrate

Entspannung der
>glatten< Muskulatur
Entspannung der
Darmmuskulatur führt
zu Magengeräuschen

Entspannung der
>quergestreiften<
Muskulatur

Auf der psychologischen Ebene wird durch die Einengung der Aufmerksamkeit eine Veränderung des Erlebens auch mit einer veränderten Wahrnehmung unseres Körpers und der Umgebung erreicht.

Insgesamt kann man davon ausgehen, daß unser Bewußtsein im hynoiden Zustand von einem logischen eher zu einem bildhaften Denken verändert wird. Alle diese Veränderungen werden unter dem Begriff ›trophotropes Reaktionsmuster‹ zusammengefaßt. Sie bedeuten, ähnlich wie in den anderen Entspannungsverfahren, eine Verringerung unseres Erregungsniveaus des sympathischen Nervensystems.

Wie unterscheidet sich unser Bewußtseinszustand in Hypnose von anderen?

Auch wenn Hypnose nichts mit dem Schlafzustand zu tun hat, kann der hypnoide Zustand auf rein physiologischer Ebene nicht von denen unterschieden werden, die durch Meditation oder andere Entspannungsverfahren erreicht werden. Hypnose ist jedoch nicht mit allgemeiner Entspannung gleichzusetzen, da es beispielsweise auch möglich ist, *hypnotische Phänomene ohne körperliche Entspannung* zu erzeugen.

Weiterhin ist von besonderer Wichtigkeit, daß die Hypnosefähigkeit, anders als die Fähigkeit zur körperlichen Entspannung bei anderen Verfahren, *nicht trainierbar* ist.

Die Vorstufe eines hypnoiden Zustandes können Sie auch damit vergleichen, wenn Sie beispielsweise ganz in einem Film oder Buch ›aufgehen‹. Oder denken wir an einen Tagtraum, den wir in einem schlafähnlichen Zustand haben können und der ebenfalls unser Bewußtsein wie auch unsere körperlichen Reaktionen verändern kann.

Somit unterscheidet sich der Bewußtseinszustand in Hypnose keineswegs drastisch oder einzigartig von anderen Bewußtseinszuständen im Spektrum unseres Fühlens und Erlebens.

Wegbereiter der Hypnose:
Franz Anton Mesmer (1734 – 1815)

Als der bayrische Kurfürst im Jahre 1775 Untersuchungen über exorzistische Praktiken einleitete, wurde auch Franz Anton Mesmer eingeladen, der damals Aufsehen mit der Entdeckung einer neuen Form von Energie erregte. Er nannte die Energie »den tierischen oder animalischen Magnetismus«. Er ging dabei von der These aus, daß eine ungünstige Verteilung der magnetischen Energie im menschlichen Körper bestimmte Erkrankungen verursachen kann. Umgekehrt vertrat er die These, daß eine gleichmäßige Neuverteilung dieser Energie diese Erkrankungen auch heilen könnte, in dem der *Magnetiseur* mit den Händen über den Körper des Kranken streicht. Nach einer sogenannten Krise (Zuckungen und Krämpfe im Körper des Kranken) sollte dann eine Neuverteilung und ein Heilungsprozeß vollzogen sein. Heute wissen wir, daß die Behandlungserfolge auf eine suggestive Einflußnahme durch den Magnetiseur zurückzuführen waren. In der modernen Hypnose kennen wir eine Fülle von Techniken, die ähnliches bewirken, nämlich: eine Einengung der Aufmerksamkeit, Veränderung der Körperwahrnehmung und der Wahrnehmung des Umfeldes, Aktivierung der Vorstellungskraft.

Betrachten wir einmal eine typische magnetische Sitzung von damals im Vergleich zu einer heutigen Bühnenhypnose, so werden wir ähnliche Mechanismen feststellen, die eine suggestive Bedeutung haben. Nach einer Schilderung von Schneider muß eine solche Sitzung etwa so ausgesehen haben:

Die Patienten versammelten sich in Mesmers Praxis in Paris um das Baquet (dies bestand aus einem großen Holzzuber, in dem Eisenspäne, Glas, Eisenstäbe und Seile waren. Mit Wasser angefüllt, konnte durch das alleinige Berühren die angenommene gespeicherte magnetische Kraft Mesmers aufgenommen werden).

In mehreren Reihen gruppierten sich die Patienten um das Baquet. Durch die Fenster konnte nur gedämpftes Licht dringen. Teppiche und Wandvorhänge dämpften zusätzlich alle Geräusche. Niemand sprach. Mesmer war in dieser Situation noch nicht anwesend. Auf ein bestimmtes Zeichen hin, welches durch Mesmers Helfer gegeben wurde, bildeten die Patienten eine magnetische Kette. Wir können uns vorstellen, wie hierdurch die Spannung und Erregung mehr und mehr anstieg. Von einem Nebenraum aus erklang Sphärenmusik, wobei Mesmer zeitweise selbst die Glasharmonika spielte. Die Spannung stieg und stieg. Danach öffnete sich die Tür, und Mesmer erschien mit ernstem Gesicht. Er war mit einem langen violetten Seidenmantel bekleidet. Danach schritt er langsam auf die Menschen zu und befragte flüsternd die Anwesenden nach ihren Leiden. Dabei schaute er ihnen tief in die Augen. Bald darauf verfiel meist ein Patient nach der Berührung durch Mesmer in die sogenannte Krise, stöhnte, schrie. Die Krise sprang dann häufig auf andere Anwesende über. Auch an anderen Stellen der Kette wurden Schreie laut, Menschen kollabierten. Damals wurden die heftigsten Reaktionen der Patienten in einem sogenannten Krisensaal behandelt, in dem sich die Hilfskräfte Mesmers wieder um Beruhigung bemühten. Die ›Behandlung‹ war danach beendet.

Die heutigen Tricks der Bühnenhypnotiseure erzeugen bei den Zuschauern sicher ein ähnliches Erstaunen. Dabei bedient sich ein Bühnenhypnotiseur der Eigenschaften, Aufgaben oder möglichen Leistungen, von denen das Publikum in der Regel nicht weiß, daß sie für jedermann möglich sind. Wird dann zusätzlich das sogenannte Medium in eindrucksvoller Weise vorbereitet, geheimnisvoll klingende Musik, Licht und Geräuschdämpfung, bedeutungsvolle Bewegungen über dem Körper des Mediums, so gewinnt auch hier das Publikum den Eindruck, die Veränderungen seien dadurch möglich, daß ein hypnotischer Zustand erreicht würde, etwa das Liegen zwischen zwei Stühlen nur auf Kopf und Füßen.

Eine solche Leistung kann fast jeder gesunde Mensch etwa ein bis zwei Minuten aushalten, sogar für kurze Zeit mit einer Person, die auf ihm steht. Wer vermutet schon, daß dies ein normales Phänomen ist? Hypnose ist jedenfalls dabei nicht im Spiel. Bitte versuchen Sie jedoch nicht, diese sogenannte kataleptische Brücke ohne Hilfestellung! Selbstverständlich kann sie auch zu Verletzungen führen, wenn die eigene Kraft überschätzt wird.

Auch das Liegen auf dem Nagelbrett in Hypnose ist keine Besonderheit. Legt sich das Medium nämlich auf ein Nagelbrett, verteilt sich das Körpergewicht auf alle Nägel gleichmäßig, so daß ein einzelner Nagel lediglich mit etwa 100 − 200 Gramm belastet wird und somit auch keinerlei Verletzungen oder Schmerzen erzeugt. So gibt es noch eine ganze Reihe ›normal erklärbarer Phänomene‹, die keineswegs durch einen hypnoiden Zustand erreichbar sind. Meist kommen bei den sogenannten Bühnenhypnosen auch noch andere Phänomene mit ins Spiel.

Diese Beispiele sollten zeigen, daß die klinische Hypnose, die von ausgebildeten Ärzten und Psychologen als Therapieform eingesetzt wird, nichts mit Bühnenshowhypnose zu tun hat. Richtig angewandt kann die medizinische Hypnose über

1. Einengung unserer Aufmerksamkeit,
2. Veränderung der Körperwahrnehmung und
3. Aktivierung der Vorstellungskraft durch suggestive Wirkung des Therapeuten

eine Therapieform darstellen, die tiefere Schichten unseres Bewußtseins wecken kann. So ist die Hypnose als Dialog im psychotherapeutischen Bereich wie auch zur Erreichung der Tiefenentspannung auf psychosomatischer Ebene einsetzbar.

Kann jeder hypnotisiert werden?

Jeder, der beginnt, sich mit dem Thema Hypnose zu beschäftigen, hat wohl die Vorstellung, daß eher negative Persönlichkeitsmerkmale wie Leichtgläubigkeit, geringe Willenskraft, hysterische Persönlichkeitsstruktur usw. eine stärkere Hypnosefähigkeit bewirken. Dies kommt sicherlich nicht von ungefähr, da der berühmte französische Neurologe Charcot (1825 − 1893) mit seinen Hypnoseuntersuchungen bei hysterischen Patientinnen begann. Damals galt die Hypnose als Phänomen, das erstmals auch von Wissenschaftlern ernst genommen wurde. Allerdings kam Charcot zu der falschen Überlegung, daß Hypnose ein ›hysterisches Phänomen‹ sei. Immerhin gelang es Charcot, die Hypnose als eine medizinische Therapieform mit wissenschaftlichem Hintergrund zu etablieren. Heute wissen wir, daß die Hypnosefähigkeit eines Menschen nichts mit negativen Persönlichkeitsmerkmalen zu tun hat, sondern eher mit geistigen Fähigkeiten wie Vorstellungsvermögen und Kreativität.

Eine der wichtigsten Fähigkeiten, die nicht jeder Mensch besitzt, ist die sogenannte Absorptionsfähigkeit. Das bedeutet die Fähigkeit, völlig in einer Aktivität aufzugehen, ohne sich durch irgend etwas ablenken zu lassen. Durch wissenschaftliche Untersuchungen konnte dies untermauert werden. Zum Beispiel wurden Versuchspersonen angehalten, 15 Minuten lang nur auf ihren Atem zu achten. Während dieser Zeit sollten die Versuchspersonen immer dann einen bestimmten Knopf drücken, wenn sie sich in irgendeiner Weise abgelenkt fühlten. Dabei bestätigte sich, daß leicht hypnotisierbare Versuchspersonen im Durchschnitt 35mal weniger den Knopf drückten, das heißt, sie wurden auch stärker von der Konzentration auf ihre Atmung absorbiert als die anderen. Die Fähigkeit, das Erleben eines Trancezustandes zu erreichen, hängt von vielen Faktoren ab.

Die Tiefe und die Übergänge in einen hypnoiden Zustand können sehr unterschiedlich sein.

Man unterscheidet bei der Hypnose folgende Stufen:

1. Die Somnolenz; das ist ein Stadium völliger Entspannung mit Ruhegefühl, Passivität des Hypnotisierten, mit bewußter Hinwendung auf die Worte des Hypnotiseurs. Dieses Stadium steht dem autogenen Training am nächsten.
2. Das kataleptische Stadium, die sogenannte Hypotaxie. Dieses Stadium äußert sich in zunehmender Schläfrigkeit sowie erhöhter Suggestibilität, bei nach wie vor völlig entspannter Muskulatur. Auch dieses Stadium tiefster Konzentration ist anderen Verfahren der Tiefenentspannung gleichzusetzen, das ebenfalls durch Autosuggestion möglich und erfahrbar ist.

3. Das sogenannte somnambule Stadium. Der Mensch verhält sich in diesem Zustand der Hypnose wie im Schlaf, wobei jedoch die Suggestibilität sehr stark erhöht ist, mit der Möglichkeit, auch posthypnotische Aufträge aufzunehmen. Nach dieser Form der Tiefenhypnose besteht beim Hypnotisierten häufig völlige Erinnerungslosigkeit. Charakteristisch für diese tiefe Form der Hypnose, die durch Selbsthypnose auch bei anderen Verfahren erreichbar ist, ist die Diskrepanz von Verhalten und gleichzeitiger Bewußtseinseinengung.

Anhand sogenannter Hypnosetests konnte bestätigt werden, daß bei etwa 10 Prozent der Bevölkerung eine extrem hohe Hypnosefähigkeit festzustellen ist. Doch ebenso groß ist auch der Prozentsatz der extrem geringen Hypnosefähigkeit. Man kann also davon ausgehen, daß eine mittlere Hypnotisierbarkeit, die für eine Hypnosetherapie völlig ausreicht, bei ungefähr 70 Prozent aller Menschen gegeben ist.

Andere Einschränkungen der Hypnotisierbarkeit und Persönlichkeitsmerkmale:

1. Auch für die Hypnose gilt als wissenschaftlich gesichert, daß Patienten, die an Psychosen leiden (Schizophrenien, endogene Depressionen), in der Regel eine geringere Hypnosefähigkeit als gesunde Menschen besitzen. Deshalb sollte bei Psychotikern aufgrund des Krankheitsbildes und der ständig gegebenen Gefahr, erneut ›in eine Psychose zu rutschen‹, auf Hypnose verzichtet werden.
2. Untersuchungen über das Verhältnis von Lebensalter und Hypnotisierbarkeit zeigten, daß zwischen dem 5. bis 10. Lebensjahr eine hohe Hypnotisierbarkeit besteht, die mit zunehmendem Alter wieder langsam absinkt.
3. Die weit verbreitete Meinung, daß Frauen eine größere Hypnotisierbarkeit als Männer auszeichnet, ist falsch. Untersuchungen ergaben keinerlei Unterschied in der Hypnotisierbarkeit zwischen Männern und Frauen.

Musik entspannt ebenfalls

Dieser kurze Überblick sollte die wichtigsten Entspannungsverfahren vorstellen, die eine Seele-Körper-Harmonie fördern und gegen bestimmte Erkrankungen eingesetzt werden können. Darüber hinaus wissen wir aus vielen medizinisch-wissenschaftlichen Untersuchungen, daß eine Harmonisierung mit sich und der Umwelt auch durch Musik unterstützt werden kann. Aus dem Alltagsleben weiß jeder selbst, daß Musik ›Stimmung macht‹ und Stimmungen beeinflussen kann. Musik, aber auch ›Klänge‹ wie Wellenrauschen, Landregen, ein Wasserfall oder andere Klangbilder können einen direkten Zugang zu unserem vegetativen Nervensystem erleichtern. Denken Sie nur daran, wie sich Ihre Stimmung ändert, wenn Sie Ihre Lieblingsmusik hören.

Über Geschmack läßt sich bekanntlich streiten, dennoch gibt es Musikformen, die entspannend wirken können. Als sogenannte musikalische Tranquilizer können Stücke von Beethoven, Händel, Haydn oder Bach eingesetzt werden.

Atemfeedback:
Für jeden durchführbar

Bei der Darstellung der Entspannungsverfahren ist immer wieder betont worden, daß die Atmung eine zentrale Rolle spielt. Im Kapitel Biofeedback haben Sie auch gehört, daß uns durch Biofeedbackgeräte nahezu alle vegetativen Körpersignale bewußt wahrnehmbar gemacht werden können. Ein Feedbackgerät wird als positiver Verstärker auf physischer wie psychischer Ebene eingesetzt, um Lernvorgänge schneller in die gewünschte Richtung zu lenken. Dadurch können auch ›fehlerhafte‹ psychosomatische Körperfunktionen, gleichsam Überlaufreaktionen, korrigiert werden. Jeder Mensch ist also in der Lage, Körpervorgänge selbständig und bewußt zu steuern, z. B. den Herzschlag zu erniedrigen oder die Muskelspannung zu lösen.

Die Rückmeldung unseres Atemrhythmus kann ohne aktiven Anteil des Übenden einen tiefen Entspannungszustand, ähnlich wie das autogene Training, auslösen.

Wissenschaftliche Studien der letzten Jahrzehnte haben immer wieder gezeigt, daß die Rückmeldung der eigenen Atmung die sinnvollste Art ist, eine Gesamtentspannung zu erlernen. Das Feedback unserer Atmung stellt gleichsam ein passives Erlernen dar: *Atmung wahrnehmen und zulassen.* Die Atemübung des autogenen Trainings ist im Grunde ebenfalls ein Biofeedback ohne Gerät, indem wir uns auf die Atmung konzentrieren und die Ruheatmung zulassen.

Die durch regelmäßige Atemfeedbackübungen erzielte psychosomatische Harmonie läßt sich auch an anderen verbesserten Wahrnehmungen nachweisen. Der generalisierte Entspannungseffekt ist beispielsweise besonders gut bei chronischen Schmerzpatienten nachweisbar.

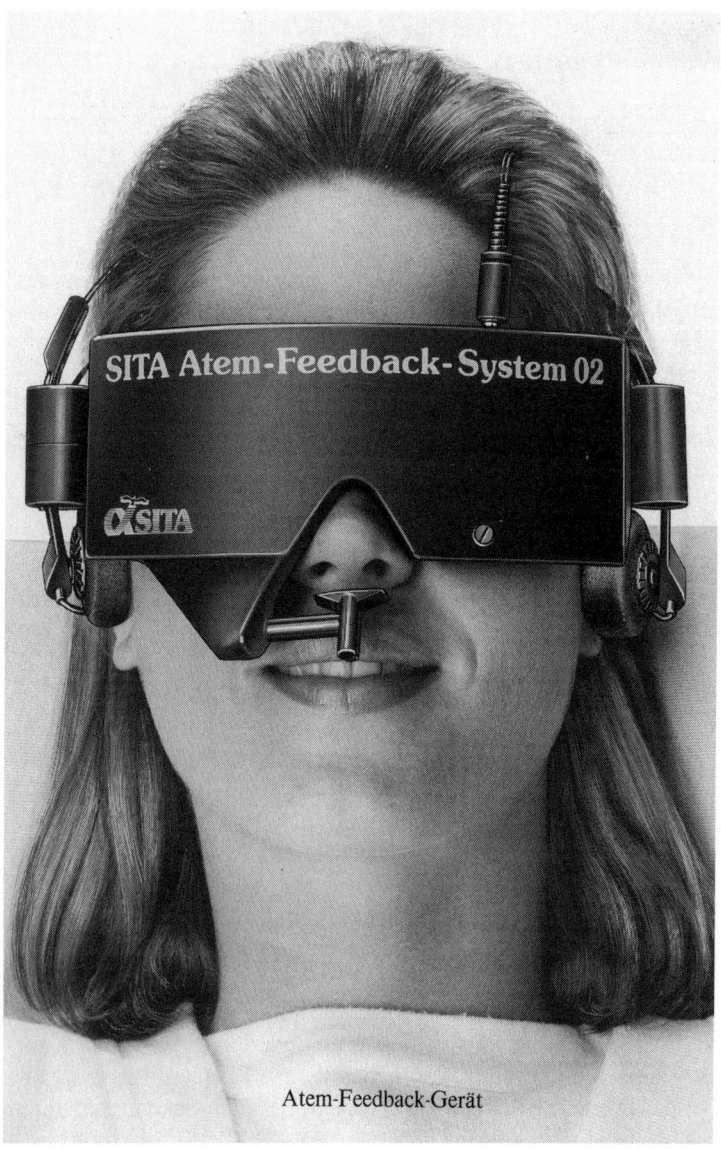

Atem-Feedback-Gerät

In der folgenden Graphik sehen Sie die Änderung des Schmerzindex (den Ausprägungsgrad) unabhängig von der Art der Schmerzen unter einer laufenden Atemfeedbackselbstentspannung. Es wurden über neun Monate hinweg drei verschiedene Patientengruppen untersucht, die unabhängig voneinander Entspannungsverfahren einübten. Eine Vergleichsgruppe (Leergruppe) wurde dabei nur den Fragebogentests unterworfen.

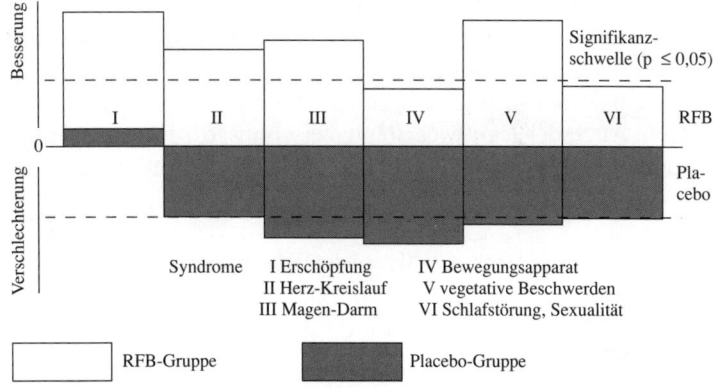

Therapiebedingte Änderung des Schmerzindex
(Grafik nach Fr. Dr. H. Wätzig)

127

Hautwiderstand-Feedback

Andere Biofeedbacktechniken verleiten dazu, einen aktiven Lernprozeß für den Übenden auszulösen. Ich hatte dies am Beispiel des
Pulsfeedback erläutert. Die von Hypnotherapeuten häufig benutz-
te Feedbackmöglichkeit des Hautwiderstandes stellt ebenfalls eine
Möglichkeit dar, den jeweiligen Entspannungszustand zu objekti-
vieren. Auch der Hautwiderstand, besser ausgedrückt die Hautleit-
fähigkeit, ist eine vegetative Größe, die unbewußt mit unserer psy-

Gerät zum Messen des Hautleitwertes

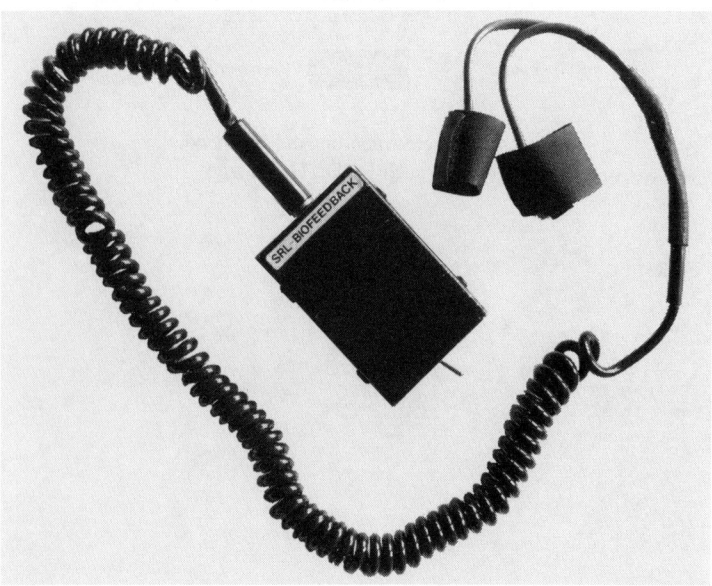

chischen Anspannung zusammenspielt. Auch hier kann ein Gerät, das über Elektroden mit den Fingern verbunden ist, eingesetzt werden. Übrigens funktionieren sogenannte Lügendetektoren ebenso über den Hautleitwert. Bei gezielter Befragung können dann genau die Stellen eines Gesprächsverlaufs ermittelt werden, die in einer psychisch angespannteren Situation erfolgten. Diese Form des Biofeedbacks benutze ich gern in Gruppen, die das autogene Training erlernen wollen, zur Demonstration. Eine Person, die an ein solches Gerät angeschlossen ist, reagiert allein schon auf die Tatsache, daß ihr eine peinliche Frage angedroht wird, mit einem veränderten Hautleitwert, den man über ein Gerät mit Zeigerausschlag gut sichtbar machen kann.

Wann ist Atemfeedback einsetzbar?

Feedback bringt bei allen Erkrankungen oder Funktionsstörungen, die auf gestörten psychosomatischen Abläufen beruhen, Linderung und Heilung. Obwohl die Entspannung mittels Biofeedback in Form der Rückkopplung des eigenen Atemrhythmus ein natürlicher Lernvorgang ist, sollte man trotzdem motiviert sein, mehrmals wöchentlich diese Übungen (am besten täglich einmal) durchzuführen. In der ärztlichen Praxis stellt sich immer wieder heraus, daß vor allem Menschen, die das autogene Training nur sehr schwer erlernen oder sich dagegen sträuben, durch Biofeedback einen besseren Zugang zu ihrem Körper und dessen Entspannungsfähigkeit bekommen. Die Veränderungen der gestörten Körperfunktionen, die bereits nach einigen Wochen des Atemfeedbacks einsetzen und nachprüfbar sind, motivieren auch, diese Form der Entspannung beizubehalten. Es wurde mir immer wieder von Patienten berichtet, daß etwa nach drei bis vier Monaten des intensiven Übens mit einem Atemfeedbackgerät die gleiche Entspannungswirkung zu Hause ohne Gerät erreicht werden kann. Es bedeutet nichts anderes, als daß die übende Person die Schwerpunktübungen des autogenen Trainings, nämlich Schwere, Wärme und Atmung abrufen kann. Manche meiner Patienten, die ein Feedbackgerät besitzen, geben an, daß sie nach einigen Monaten immer wieder einmal auch mit Hilfe des Geräts entspannen, was keinen Rückschritt in der Fähigkeit zum Entspannen bedeutet, sondern eine erneute schnelle Vertiefung in den Trancezustand einer meditativen Tiefenentspannung. Allerdings möchte ich an dieser Stelle betonen, daß die Selbstverantwortung des Übenden entscheidend zum Erfolg beiträgt. Meist verstärkt sich der Wunsch nach selbständigem Weiterüben von selbst, wenn man beispielsweise feststellt, daß man nach einigen Monaten der Tiefenentspannung auf Schlafmittel verzichten oder etwa Blutdruckmittel reduzieren kann oder wenn chronische Schmerzen erträglicher werden. So sind diese passiven Atementspannungsübungen für alle diejenigen eine hervorragende Selbsthilfe, die einen Ausgleich für ihren gestreßten Arbeitsplatz, für Überforderung oder die einfach einen Weg zu sich selbst suchen. Die Mittagszeit oder der frühe Abend versprechen als Übungszeit den besten Erfolg.

Für wen ist Biofeedback besonders gut geeignet?

Meine Erfahrungen der letzten Jahre haben gezeigt, daß besonders die Menschen, die meditativen Verfahren gegenüber eher verschlossen waren, sehr gute Erfolge mit der Biofeedbackselbstentspannung erzielt haben. Besonders das Atemfeedback, auch das Muskelfeedback oder das Feedback des Hautleitwertes führt zu beachtlichen Ergebnissen im Sinne einer Gesamtentspannung, also einer Erfahrung, die zu einer Absenkung des allgemeinen Erregungsniveaus in psycho-physischer Hinsicht führt. Die Entspannungswirkung des Atemfeedbacks tritt im allgemeinen bei Schlafstörungen, Muskelverspannungen und chronischen Schmerzsyndromen sehr viel schneller ein, als es beispielsweise durch das autogene Training oder andere meditative Verfahren erreicht werden kann.

Wie schon erwähnt, ist die direkte positive Rückmeldung mit Ton- und Lichtsignal dabei in ihrer Wirkung nicht nur vorübergehend bei gestörten vegetativen Funktionen wirksam.

Aus medizinisch-wissenschaftlichen Untersuchungen ergeben sich folgende Bereiche zum Einsatz des Atemfeedbacks:

- Magen-Darm-Störungen (Kolitis ulcerosa), gastritische Beschwerden (Ulcus duodeni)
- ängstlich phobische Symptome (Angstneurosen, Zwangssymptome, Anorexia nervosa, Bulimia nervosa)
- Spannungskopfschmerzen, Muskelverspannungen, Schlafstörungen, Schmerzsyndrome verschiedenster Art (auch chronische Schmerzen) sowie Nachlassen der Merk- und Konzentrationsfähigkeit.

Schmerzfragebogen (nach Christoph Schenk)

Wie lange bestehen die Schmerzen?

Dauer der Schmerzen
täglich: 0−6   6−12   12−18   18−24 Std.

Schmerzintensität: leicht   mäßig   stark   unerträglich

Stimmungsveränderung
durch die Schmerzen: leicht   mäßig   deutlich   stark

Medikamenten-Einnahme: keine   manchmal   ständig   sehr viel

Schmerzen sind bedingt: organisch   seelisch   wechselnd
                                  Kopf/Nacken   Arme/Beine
                                    innere Organe
                                    Gelenke/Muskulatur

Bisherige Behandlung: Medikamente   Massagen/Fango
                                    Operation   Entspannungstherapie
                                    andere Methoden

Welcher Art sind die   kolikartig   anfallsartig
Schmerzen vornehmlich?   klopfend/drückend
                                    brennend/reißend
                                    dumpf/ziehend
                                    kribbelnd/störend

Haben Sie folgende Schmerzen/Beschwerden und wie stark sind diese?

Kopfschmerzen bzw. Kopfdruck   schmerzhafte Stuhlgänge
Schmerzen (allgemein)   Empfindlichkeit gegen Gerüche
Gliederschmerzen   Zittern bei Aufregung
Schluckbeschwerden   Schmerzen in der Herzgegend
Stiche, Schmerzen in der Brust   (bei Frauen) Regelschmerzen
Atembeschwerden (Luftnot o. a.)   schwere Träume
Angstgefühl (allgemein)   Magendrücken/Völlegefühl
Kreuz- oder Rückenschmerzen   krampfartige Beschwerden
Leibschmerzen   Neigung zum Weinen
Reizbarkeit   innere Gespanntheit
Beklemmungsgefühl   Energielosigkeit
Wärme-/Kälteüberempfindlichkeit   rasche Erschöpfbarkeit
Nacken- oder Schulterschmerzen   Juckreiz

Bei den oben genannten typischen psychosomatischen Störungen ist es mir besonders wichtig, noch einmal hervorzuheben, daß Medikamente, und damit auch die Gefahr der Abhängigkeit reduziert oder ganz abgesetzt werden können. Das belegen Untersuchungen in Suchtkliniken, in denen das Atemfeedback in den Entzugsphasen der Klienten mit gutem Erfolg eingesetzt wurde. Selbstverständlich muß man nicht krank sein, um die Vorteile des Atemfeedback genießen zu können. Viele Menschen setzen diese Form der Selbsthilfe ein, um sich ausgeglichener, wohler und regenerierter zu fühlen. Das Atemfeedback ist also auch eine wirksame prophylaktische Maßnahme. Ähnlich wie bei anderen Entspannungs-

Mittlere Amplitudenreduzierung durch EMG-Feedback bei 10 Sitzungen!

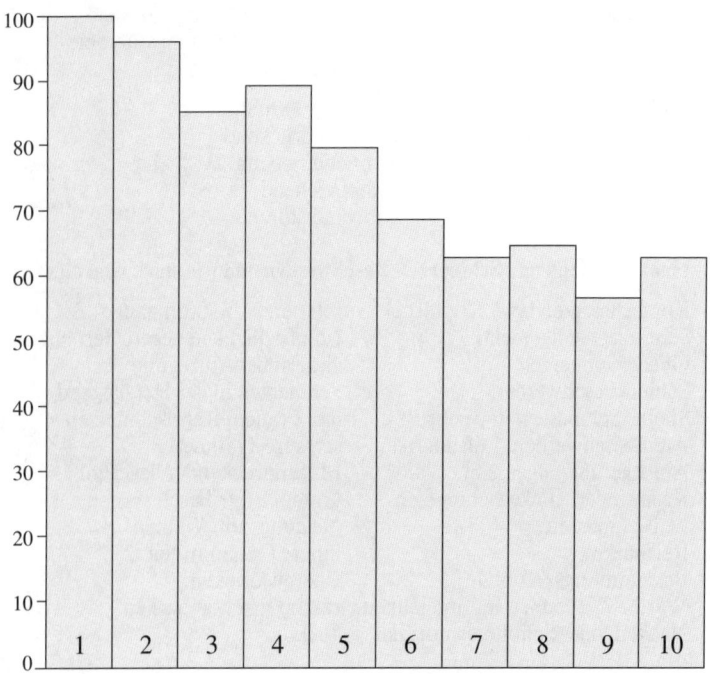

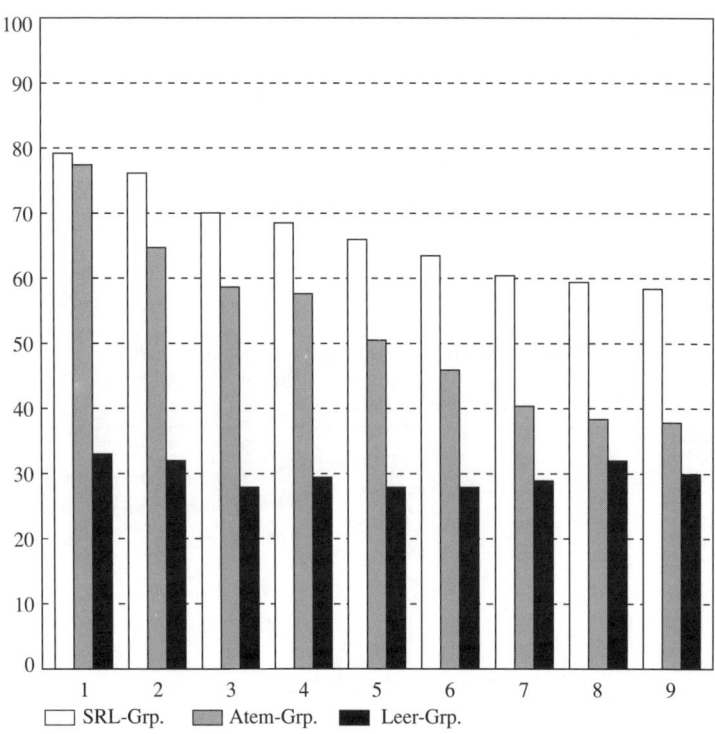

Änderung der Symptomausprägung in Abhängigkeit zu den monatlichen
Meßzeitpunkten. (Grafik Dr. Schenk)

techniken, Meditation und autogenes Training, konnte auch beim
Atemfeedback nachgewiesen werden, daß Menschen, die regelmäßig diese Übungen durchführen, weniger häufig erkranken als andere. Auch unser Immunsystem scheint durch Tiefenentspannung
aktivierbar zu sein. Menschen, die regelmäßig entspannen, also
auch Atemfeedback durchführen, erleiden beispielsweise seltener
grippale Infekte als andere, auch die chronischen Atemwegserkran-
kungen (asthmoide Bronchitis) treten weniger häufig auf. Dieser
Vorsorgecharakter des Atemfeedbacks ist mir besonders wichtig.

Rene Dubos, der selbst jahrzehntelang medizinische Forschung auf diesem Gebiet betrieb, sagt (1975):

»Ich zweifle nicht an der Wichtigkeit der Schutzimpfung und der Antibiotika für die Bekämpfung von Krankheiten, aber das Feld der Zukunft wird das Studium der physiologischen Bedingungen − aller, von der Ernährung bis zu emotionalen Störungen − und der Art ihrer Wirkung auf die Krankheitsanfälligkeit sein.«

Therapiebedingte Veränderungen des Schmerzindex
vor/nach der Therapie. Meßzeitraum: 9 Monate. (Grafik Dr. Schenk)

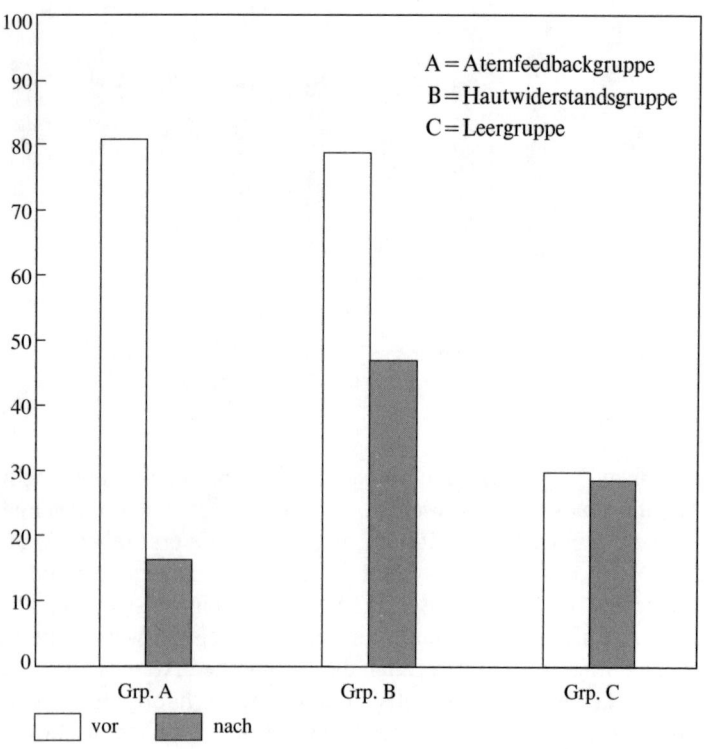

A = Atemfeedbackgruppe
B = Hautwiderstandsgruppe
C = Leergruppe

Sicher ist die Forschung auf diesem Gebiet noch nicht endgültig abgeschlossen. Fraglos jedoch zeichnet sich immer mehr die Wichtigkeit emotionaler Prozesse bei der Krankheitsentstehung ab.

Da jede psychosomatische Störung im weitesten Sinne auch als chronisches Schmerzsyndrom einzustufen ist, haben Sie anhand des Schmerzfragebogens die Möglichkeit, Ihren Ausgangswert protokollieren zu können. Sie können ihn als Verlaufskontrolle verwenden, indem Sie die einzelnen Werte wöchentlich vergleichen. Auch wenn sich einige Variablen unterschiedlich verändern, werden Sie doch nach einigen Wochen feststellen, wie sich die Summe aller Beschwerden reduziert.

Wie wird das Atemfeedback durchgeführt und wo?

Ich möchte noch einmal betonen, daß das Atemfeedback in die Hand des Fachmannes gehört, der die Gefahr einer unreflektierten Feedbackanwendung durch das diagnostische Bemühen vermeidet, alle Komponenten eines Krankheitsbildes, einschließlich der psychosozialen Konsequenzen, mit einzubeziehen. Insbesondere soll zuvor, wie vor Anwendung anderer Tiefenentspannungstechniken, eine medizinische Generaluntersuchung erfolgen.

Bei der Durchführung des Atemfeedbacks sollten Sie in einem ruhigen Raum auf einer bequemen Unterlage in einer körperlich vorentspannten Haltung liegen.

Das Feedbackgerät registriert den Atemrhythmus drahtlos über einen Sensor und gibt das Atemsignal optisch (durch Lampen, die über den geschlossenen Augen ein mildes Licht abstrahlen, im Atemrhythmus) und akustisch (durch ein an- und abschwellendes Rauschsignal, über Kopfhörer) an den Übenden zurück. Die optischen und akustischen Signale verlaufen also synchron mit der Ein- und Ausatmung. Sie belegen die beiden wichtigsten Sinneswahrnehmungskanäle, nämlich die Augen und Ohren. Bei der Einatmung werden die Lampen etwas heller, und der Ton wird deutlicher wahrnehmbar, bei der Ausatmung umgekehrt. Dabei liegen Sie bequem auf dem Rücken und nehmen die Signale Ihrer Atmung wahr. Dann brauchen Sie nichts weiter zu tun, als sich dem langsam ruhiger werdenden Rhythmus der Atmung hinzugeben.

Erinnern Sie sich an das ›passive Zulassen‹ und der sich nach einigen Minuten ausbreitenden Entspannung. Schon nach etwa drei bis vier Sitzungen von etwa dreißig Minuten Dauer tritt die gewünschte Tiefenentspannung ein. Es ist das angenehme ›Dösen‹ im Wachzustand in Verbindung mit dem Zulassen aufsteigender positiver Einstellungen. Wie in der Oberstufe des autogenen Trainings oder der Transzendentalen Meditation kann ein Farberleben die Entspannung noch vertiefen. Gorton (1959) gab dies auch für Meditationsübungen an: »Intensivierung psychischer Erlebnisse, indem sie die Fähigkeit des Individuums steigert, endopsychische Phänomene visuell zu erleben.« Sobald die übende Person auch die Grundhaltung und das Sich-fallen-Lassen durch Atemrückkopplung beherrscht, gehen die meisten Menschen wie von selbst dazu über, geistige Bilder sowie Wachträume mit einzubeziehen.

Im ersten Stadium wird häufig versucht, vor dem geistigen Auge eine gewählte oder eine zufällig entstehende gleichförmige Farbe festzuhalten. Dabei kann die Farbe übrigens vom Therapeuten vorgeschlagen oder von Ihnen selbst, ganz nach Ihren Neigungen, spontan gewählt werden. Dabei hat sich auch herausgestellt, daß manche Farben wie etwa Rot, Gelb und Orange (sie wird ja durch das Atemrückmeldesignal und die Lampenfarbe auch gefördert) eine offensichtlich verstärkende Wirkung auf das Wärmegefühl und die Behaglichkeit ausüben. Diese Vergegenwärtigungen fördern auch während der Atementspannung die Fähigkeit unseres Geistes, lebhafte Grundfarben und Bilder zu produzieren. Solche Prozesse treten ja im Wachzustand und im Schlaf spontan auf, aber sie werden häufig nicht beachtet, da diese Geschehnisse von unseren normalen und aktiven psychologischen wie physiologischen Funktionen zugedeckt werden. Die bewußte Hinwendung zu solchen geistigen Bildern während der Atementspannung, also Farben, das Liegen auf einer Wiese oder an einem Strand, fördert auch kreativ-assoziative Fähigkeiten unseres Geistes. Da diese Eigenentspannung sehr tief unser Bewußtsein absenkt und mit einem hypnoiden Zustand vergleichbar ist, ist von Anfang an ein Zurücknehmen nach jeder Atemfeedbacksitzung erforderlich.

Das bedeutet: Arme beugen und strecken, tief ein- und ausatmen, Augen auf. Dadurch werden die herabgesenkten vegetativen Funktionen von Herz und Blutdruck wieder auf die erforderliche Höhe (= Normalniveau) gebracht, die in einem hellen Wachzustand erforderlich ist. Wie bei jedem Traum- oder Phantasiematerial ist es in diesem Stadium also wichtig, mit einem erfahrenen

Psychotherapeuten zu arbeiten, um die Phänomene vollständig integrieren und begreifen zu können. Hier können Inhalte unseres Bewußtseins, die durch Atemfeedback emporsteigen, auch im psychotherapeutischen Bereich bearbeitet werden!

Mehr als 80 Prozent einer Versuchsgruppe (verschiedene Altersklassen und Geschlechter) gaben an, daß Atemfeedbacksitzungen als sehr angenehm, wohltuend und hilfreich erlebt wurden. Neben den bereits aufgeführten körperlichen Auswirkungen sind bei Vergleichsgruppen positive Veränderungen der Stimmungslage festgestellt worden, so daß Atemfeedback in der Behandlung von Depressionen einen günstigen Einfluß hat (sogenannte Ich-Stärke).

Die Vorteile dieser Art der Tiefenentspannung liegen auf der Hand, da sich keine Nebenwirkungen oder Abhängigkeiten ergeben. Auch die nicht unproblematische Einnahme von Psychopharmaka kann durch Atemfeedback häufig vermieden werden. Als praktische Hilfe gebe ich Ihnen nun meine therapeutische Anleitung zur Durchführung von Atemfeedbackentspannung, die ich auch bei meinen Patienten anwende: »In dieser bequemen Körperlage lassen Sie nun Ihre Augen geschlossen und werden für etwa dreißig Minuten ruhen und entspannen. Sie brauchen nichts dabei zu tun. Sie werden durch das angeschlossene Gerät bei jedem Ihrer Atemzüge ein anschwellendes Rauschsignal hören. Auch ein heller werdendes Licht werden Sie durch die geschlossenen Augen wahrnehmen. Die Entspannung wird sich dabei vertiefen. Wie bei einem kurzen Mittagsschlaf haben Sie das angenehme Gefühl des Dösens. Wenn Farben oder andere entspannende Bilder vor Ihrem geistigen Auge entstehen, wie in einem Traum, ist es ebenfalls positiv für Ihre Entspannung. Nicht das Gerät macht etwas mit Ihnen, sondern es liefert Ihnen nur die Möglichkeit einer vertieften Selbstentspannung. Das Gerät wird sich dann nach etwa dreißig Minuten selbst ausschalten. Bitte spannen Sie dann einmal kurz und fest Ihre Arme an, um wieder ganz frisch und wach zu sein. Sie sollten dann noch einmal vor dem Öffnen der Augen tief Luft holen, jedoch noch einige Augenblicke entspannt liegen bleiben, um die Entspannung nachwirken zu lassen. Sie werden dann frisch und erholt aufstehen können.«

Für wen eignet sich Atementspannung nicht?

Für Feedbackanwendung gilt das gleiche, was auch für andere meditative Entspannungsverfahren zutrifft: es eignet sich nicht für Menschen, die an einer Schizophrenie leiden bzw. an einer akuten Psychose. Psychosen sind Zustände, in denen z. B. Wahnvorstellungen oder die Unfähigkeit jeder Konzentrationsfähigkeit vorhanden sind. Hier gilt, wie bei allen anderen Entspannungstechniken, daß solche Symptome, z. B. Halluzinationen, noch verstärkt werden könnten. Dies sind die wichtigen, wenn auch einzigen Gegenanzeigen für das Atemfeedback.

Atem – Entspannung – Biofeedback: Gemeinsamkeiten aller Methoden (der Carpenter-Effekt)

Die meisten Verfahren zur Selbsthilfe, gleichgültig ob sie durch Autosuggestion oder mit Hilfe des Biofeedbacks erreicht werden sollen, bedienen sich der paradoxen Formel vom ›passiven Wollen‹.

Biofeedback, vor allem auch die Rückmeldung der eigenen Atmung, ist eine Technik, die auf ungeahnte Weise zwischen Geist und Körper vermitteln kann, um einen Zugang zu teilweise willentlichen Steuerungen innerer Körperprozesse und seelischer Vorgänge zu erreichen. Was lange Zeit Geheimnis östlicher Religionen und Philosophien war, ist zunehmend über die Bewußtwerdung der eigenen psychosomatischen Vorgänge verständlicher geworden. Dabei ist jede Form des Biofeedbacks, also der Rückmeldung seelisch-körperlicher Funktionen, keineswegs eine Wunderwaffe. Die psychische Situation, die Einbettung in das Umfeld und die Ursachenforschung sind für einen dauerhaften Erfolg maßgebend. Alle meditativ wirksamen Verfahren haben ein gemeinsames Ziel:

1. Wahrnehmung der Zusammenhänge zwischen psychischen Situationen und körperlichen Veränderungen.
2. Dem Körper mitteilen, wie er reagieren soll und es passiv geschehen lassen, gibt ihm die Chance, sich auf ein harmonisches Gleichgewicht einzupendeln.

Die neuere Biofeedbackforschung war dabei einer atemraubenden Möglichkeit auf der Spur, nämlich der Idee, daß sich unser Gehirn, das Steuerorgan aller seelischen und körperlichen Prozesse, selbst positiv beeinflussen und so Erkrankungen heilen könne. Mit dem sogenannten Alpha-Biofeedback, der Rückmeldung bestimmter Hirnwellenmuster, glaubte man, die eigenen Hirnwellen so steuern zu können, daß Verhaltensstörungen, Schmerzen oder gar cerebrale Krampfanfälle unter Kontrolle gebracht werden könnten. Dies erwies sich bisher jedoch nur als teilweise richtig. Wie bereits erwähnt, ist das rein technische Training außerordentlich mühsam und erfordert auch eine hohe Motivation des Übenden sowie Geduld und Ausdauer auf seiten des Therapeuten.

Die Faszination dieser Form der Tiefenentspannung ist sicherlich darin zu sehen, daß es bisher keine vergleichbare Methode gibt, die es uns gestattet, Gehirnprozesse ohne Eingriff in das Gehirn auf psychologischem Wege zu ändern und das Verhalten zu deuten. Es ist jedoch völlig gleichgültig, auf welche Weise (mit oder ohne Gerät) wir den Weg einer neuen Selbsterfahrung beschreiten: Wichtig sind die Bereitschaft und die Motivation, unser bisheriges Verhalten, die Botschaften unseres Körpers, kritisch zu überdenken. Daß viele Menschen verzweifelt nach neuen Lösungen suchen, zeigt sich in vielen Symptomen unserer Zeit, wobei Körper und Seele als Ganzes wiederentdeckt werden soll. Ein wirklich neues Körperverständnis erreichen wir erst, wenn wir die Signale von Geist und Körper wiederentdecken, sie verstehen und Veränderungen herbeiführen. Erst dann erreichen wir das, was auch alle Entspannungstechniken erzielen wollen: *ein neues Selbstverständnis!*

Daß die Atmung eine zentrale Stellung einnimmt, ist nichts Neues. Das Wort Meditation bedeutet ja nichts anderes als (aus dem Lateinischen: meditari) üben, nachsinnen, bzw. sich versenken. Jede meditative Entspannung ist also ein Versuch, durch aufmerksames Nachsinnen und gleichzeitiges Wachsein, das Zentrum der eigenen Identität zu finden. Richtig verstanden, bedeutet Meditation also nicht nur eine Technik der Entspannung und die eventuelle Lösung von Außenreizen, sondern eine Lebenshaltung. Dies gilt auch für die anderen beschriebenen Verfahren. Auch das haben sie gemeinsam: Ziel ist es, die alte Welt des Erlebten unter neuen Gesichtspunkten zu sehen.

Die verschiedenen Entspannungstechniken können uns dabei den Weg weisen, den gewohnten Trott zu überwinden, jedoch nicht durch Aktivität, sondern durch Besinnung. Deshalb sind Biofeedbackverfahren über die passive Atemregulierung mehr als das bloße Praktizieren einer Technik mittels Gerät. Richtig verstanden ist es Yoga mit modernen Mitteln.

Die Wurzeln des Yoga kommen aus Indien und reichen 5000 Jahre zurück. Der Begriff ›Yoga‹ (= Yoy) bedeutet soviel wie anjochen, verbinden, vereinigen. Ziel des Yoga war und ist es, eine Wiederherstellung der individuellen Seele des Menschen mit der universellen Seele ›Atman‹ zu gewährleisten. Deshalb bedeutet Yoga im engeren Sinne nichts anderes als die Beherrschung und Kontrolle aller Lebensimpulse. Daß dabei die Atmung damals wie heute Mittelpunkt ist, sei noch einmal für alle hier genannten Verfahren betont.

In Indien versteht man unter Prana (Prana Yama, die Atemtechnik im Yoga) nicht nur die Luft, die wir einatmen, sondern auch die Energie, die den ganzen Kosmos durchströmt und im Menschen wirkt. Ob Atemfeedback, Meditation, Hypnose oder autogenes Training und Yoga: Die Systeme unterscheiden sich nur im Weg, nicht aber in der Zielsetzung. Auch das ist allen Verfahren gleich: Die Einengung vielfältiger Sinneseindrücke auf einzelne ›Kanäle‹, beispielsweise die Hinwendung auf Muskelspannung oder den Atemrhythmus über optisch- oder akustisch-mentale Erfahrung. Allein die Wirkung bestimmter Musik kann (wie ich bereits erwähnt habe) dabei in erstaunlicher Weise helfen. Auch sie kann dazu dienen, entspannt zu atmen und Ängste abzubauen.

Wie wichtig die erlernbare Fähigkeit ist, bestimmte Sinneskanäle auszufiltern, soll Ihnen noch einmal ein wissenschaftliches Experiment veranschaulichen. Schlafenden Versuchspersonen wurden schwache Lärmreize überspielt. Obwohl sie keine Aussage darüber machen konnten, inwieweit sie schlechter geschlafen hätten, zeigten die meßbaren Veränderungen der Gehirnströme eine deutliche Abnahme der Schlaftiefe. Das bedeutet, daß diese Menschen weniger erholsam geschlafen haben als diejenigen ohne Lärmreizbelästigung.

Wenn wir schlafen, sind die akustischen Sinneseindrücke keineswegs abgeschaltet. Dies soll ein Beispiel dafür sein, wie wichtig die Kenntnis und die Kontrollfunktionen unserer Sinneseindrücke und deren Interpretation auch für das Erlernen bestimmter Entspannungstechniken sind. Der Grundmechanismus ist ebenfalls bei allen gleich: nämlich ein geistig-körperliches Feedback, also eine Rückmeldung durch passives Wollen (in manchen Techniken jedoch eine Aktivierung, wie etwa beim Jakobson-Training) sowie eine nachfolgende Generalisierung der Entspannung, der auch *Carpenter-Effekt* genannt wird. Dieser neurophysiologische Grundvorgang einer Generalisierung besagt, daß bei der Wahrnehmung oder einer bestimmten Vorstellung, z. B. einer Bewegung (bei dem Zuschauen eines springenden Pferdes, oder Beobachtung eines Hundertmeterlaufs), auch Bewegungsimpulse in den jeweiligen Muskelgruppen, die dem betrachteten oder vorgestellten Vorgang entsprechen, vorhanden sind. Der Carpenter-Effekt weist nach, daß nicht nur eine erhöhte Anspannung in den Beinen des Zuschauers vorhanden ist, wenn er jemanden laufen oder springen sieht, sondern auch Bewegungsimpulse nachweisbar sind. Es besteht auch eine feststellbare lineare Veränderung der Muskelspannung, je nach Intensität der Vorstellung. Sinngemäß üben wir umgekehrt bei allen Entspannungsverfahren dasselbe: Entspannen wir, auf welchem Weg auch immer, die Muskelanspannung oder andere Funktionen des vegetativen Nervensystems, werden diese Funktionen und andere auch generell tiefer entspannt. Auch hier liegt der zentrale Zugriffspunkt in der Atementspannung und deren Auswirkung auf die übrigen wichtigen vegetativen Systeme des Organismus.

Wie wichtig Entspannungsverfahren sind, die medizinisch wirkungsvoll eine Harmonisierung gestörter vegetativer Abläufe erreichen, geht schon allein aus der zunehmenden Anzahl psychosomatischer Erkrankungen in den letzten Jahren hervor. Kein Verfahren stellt an sich ›das einzig Wahre‹ dar, sondern es sollte je nach Neigungen des einzelnen ausprobiert werden, je nachdem ob eine körperliche Entspannungstechnik oder eine geistige Technik eher einen Zugang zur Seele-Körper-Einheit ermöglicht. Dabei ist die Rückkopplung der Atmung als Hilfe zur Selbsthilfe besonders gut geeignet. Jedes Entspannungsverfahren, das auf fundierten und praktikablen Übungen beruht, ist geeignet, gleichsam ein Wieder-Umerlernen fehlgesteuerter Funktionen zu ermöglichen.

Die Rückbesinnung auf die Harmonisierung seelisch-körperlicher Harmonie wird bei Biofeedbackverfahren noch dadurch verstärkt, daß bestimmte Körperfunktionen direkt rückgemeldet werden und die Form der Rückmeldung zusätzlich entspannungsförderlich ist. Mit den verschiedenen Biofeedbackverfahren können also zwei verschiedene Wege beschritten werden:

Es ist zum einen möglich, bestimmte wahrnehmbar gemachte Körperabläufe aktiv in eine gewünschte Weise auf ein therapeutisches Ziel hin zu verändern. Zum anderen erlaubt das Atemfeedback, wie in der Meditation oder beim autogenen Training, ein ›Abschalten von ganz allein‹ zu erreichen. Die medizinische Hypnose bedarf jedoch der Anleitung. Unter Biofeedbackverfahren stellt die Rückmeldung des Atemrhythmus eine Ausnahme zu den anderen Rückmeldemöglichkeiten dar. Denn hier, wie in anderen Meditationstechniken, bedarf es keiner aktiven Änderung des Übenden, sondern lediglich einer passiven Konzentration auf den eigenen Rhythmus der Atmung. Von besonderem Vorteil ist beim Atemfeedback auch die Tatsache, daß nach einer gewissen Zeit auf das Gerät verzichtet werden kann und der Entspannungszustand durch regelmäßiges tägliches Üben, Besinnen auf die eigene Atmung, in entspannter Haltung ausgelöst werden kann. In zahlreichen Untersuchungen in den letzten Jahren konnte die Wirksamkeit des Atemfeedbacks auch in der Schmerztherapie nachgewiesen werden.

Aussichten, Zukunftsperspektiven

Ein weiterer Aspekt ist für die Anwendung des Atemfeedbacks wichtig: Ein tiefer körperlich-seelischer Entspannungszustand steigert auch die Aufnahmefähigkeit für andere Lernprozesse. Daneben wird nicht nur das körperliche Wohlbefinden positiv beeinflußt, sondern auch Kreativität und Konzentrationsfähigkeit werden verbessert. Nach einer Phase des passiven Versinkens in einen Zustand der Ruhe und Harmonisierung können akustisch eingespielte Lerninhalte hinzukommen. Nach dem Motto ›Lernen wie im Schlaf‹ konnte wissenschaftlich auch belegt werden, daß eine Kombination aus Atemfeedback und Tonbandkassette beim Erlernen einer Fremdsprache erhebliche Vorteile gegenüber anderen Lernmethoden bietet. So basieren die Begriffe ›Superlearning‹, ›sanftes Lernen‹ oder auch ›entspanntes Lernen‹ auf der Tatsache, daß jeder Mensch im Zustand einer Tiefenentspannung auch aufnahmebereiter für andere Lerninhalte ist.

Einige Hinweise,
um positive Lernprozesse in den
Alltag umzusetzen

Es gilt, nicht nur einen Ausgleich durch innere Harmonie für Streßsituationen, erreichbar durch Biofeedback, zu schaffen, sondern auch für andere Lebensbereiche praktische Lernprozesse erneut in unser Leben bewußt einzuführen. Es ist bekannt, daß positive wie negative Lernprozesse auch als ›Programme‹ verstanden werden können, die von unserem Gehirn gespeichert werden und abrufbare Reaktionen beinhalten. Auch die meisten Gefühle, die uns als Angst, Unsicherheit, Hemmungen, Scham, Schuld, Wut, Zorn oder Ablehnung wahrnehmbar sind, sind als Lernprozeß in unserem Leben zu verstehen. Denken Sie nur an die vielfältigen, bewußten und unbewußten Reaktionen auf Streßreize, aber auch an die Notwendigkeit von Eustreßreizen. Im folgenden möchte ich ein paar Ratschläge für die Praxis geben.

Aggressionen, Wut und Ärger

Seien Sie sich klar darüber, daß sehr viel Energie sowohl psychisch wie auch somatisch bei diesen Gefühlen vergeudet wird. Ärgern wir uns über eine Tatsache und haben noch Stunden nachher negative Gefühle, so bedeutet dieser Distreß ein unnötiges Binden von körperlich-geistiger Energie, die gleichzeitig die Hinwendung auf andere Wahrnehmungen verhindert. Versuchen Sie also möglichst, Ärger und Wut zuzulassen und gleichzeitig angemessen zu äußern, daß es gar nicht erst zu einem Anstauen negativer Gefühle kommmen kann.

Angst und Unsicherheit

Man kann lernen, diese Art von Gefühlen durch ein inneres ›Um-programmieren‹ zu beherrschen. Nicht das ständige Vermeiden angsterzeugender Situationen schafft Veränderung, sondern die behutsame Konfrontation und der Versuch sie zu bewältigen. Wir können es lernen, uns der Angst zu stellen. Kennen wir dann die Ursache und die Verlaufsformen dieser gefühlsmäßigen Zustände, werden sie auch von Mal zu Mal weniger panikartig auftreten.

Körperliche Bewegung

Körperliche Bewegung ist ein sinnvoller Weg, unseren Seele-Kör-per-Akku wieder aufzuladen. Es kostet zwar einige Überwindung, wenn man abgespannt vom Dienst kommt, dann beispielsweise Gymnastik oder Sport zu treiben oder im Garten zu arbeiten. Doch der Überwindung folgt eine innere Befriedigung und Zufrieden-heit. Auf diese Weise können wir Energiereserven auf anderen Ebenen unseres Bewußtseins mobilisieren. Wechselduschen bele-ben unseren Kreislauf und beheben häufig auch das Gefühl von Unausgeglichenheit.

Richtige Ernährung

Auch in diesem Bereich kann häufig ein typisches psychosomati-sches Fehlverhalten festgestellt werden. Der Distreßgeplagte frißt nicht nur den Ärger in sich hinein, sondern nimmt darüber hinaus meist auch noch die falschen Nahrungsmittel zu sich. Wir sollten uns deshalb wieder auf zellulosereiche Kost umstellen, die dazu bei-trägt, daß Gift- und Schlackestoffe aus unserem Körper schneller als bisher ausgeschieden werden. Viele der Zivilisationskrankhei-ten, auch Verdauungsprobleme, werden durch falsche Ernährungs-gewohnheiten verursacht. Nehmen Sie sich genügend Zeit für ge-sunde Mahlzeiten.

Lachen ist gesund

Fragen Sie sich einmal, wann Sie das letzte Mal herzlich gelacht haben. Lachen ist wirklich gesund, Lachen ist Eustreß. Unterdrücken Sie also nicht Ihr Gefühl in Lebenssituationen, in denen Ihnen zum Lachen zumute ist. Nutzen Sie Lachen zum Streßabbau.

Lernverhalten

Die meisten vergeudeten Energien fließen in falsche Lernprozesse. Dabei stellt Lernen an sich einen natürlichen Vorgang dar. Werden Sie sich klar darüber, warum Sie etwas lernen wollen und wie faszinierend die Erweiterung Ihres Geistes durch neue Lernprozesse sein kann. Das spielerische Lernen ist für Kinder wie Erwachsene gleichermaßen wichtig. Belohnen Sie sich für Teilerfolge. So schaffen Sie sich selbst positive Verstärker, die Sie zusätzlich motivieren.

Gesunder Schlaf

Gesundschlafen heißt nicht *viel* schlafen, sondern richtig schlafen. Nicht das Früh-zu-Bett-Gehen ist ein Weg zum psychosomatischen Ausgleich, sondern die innere Haltung. Ein abendlicher Spaziergang oder ein entspannender Lesestoff fördert die Schlafbereitschaft, natürlich auch die in diesem Buch beschriebenen Entspannungstechniken.

Unser Spieltrieb

Im Spiel können wir lernen, uns wieder auf neue Situationen einzustellen und mit ihnen umzugehen. Das Spiel der Erwachsenen untereinander oder auch mit Kindern schafft Freude, reagiert Streß ab und ist auch ein Faktor zum Seele-Körper-Gleichgewicht. Im weiteren Sinne gilt dies auch für Tagträume, also für das kurze gedankliche ›Abheben‹ in eine unrealistische Welt.

Literaturhinweise

Bair, J.: Eine neue Möglichkeit zu heilen. Freiburg 1978

Bierbaum, N.: Selbstkontrolle von Körperfunktionen: Probleme der Forschung und Anwendung in der klinischen Psychologie (persönl. Mitteilung)

Bierbaumer, N.: Neuropsychologie der Angst. Urban & Schwarzenberg, (1973)

Bongartz, B. W.: Hypnose. Kreuz Verlag (1988)

Bräutigam, W., P. Christian: Psychosomatische Medizin. Thieme, Stuttgart 1981

Budzynski, T. H.: EMG-Spannungskopfschmerz-Kontrolle. Klin. Psych. 6 (1975)

Christian, P.: Die Atembewegung als Verhaltensweise. Wissenschaftliche Buchgemeinschaft. In: Atem-Schulung als Element der Psychotherapie. (1970)

Feldmann: Rückkopplung als Urprinzip der Lebensvorgänge. Bayrische Akademie der Wissenschaften, München 1963

Fordham, Frieda: Einführung in die Psychologie C. G. Jungs. Rascher Verlag, Stuttgart 1959

Franz, Marie Louise: in: C. G. Jung, Der Mensch und seine Symbole. Walter Olten (1968)

Fuchs, M.: Funktionelle Entspannung. Hippokrates, Stuttgart 1974

Gabelmann, J.: Erste klinische Erfahrungen mit dem respiratorischen Biofeedback in der Geburtshilfe. Geburtsh. Frauenheilk. 37 (1977)

Glaser, V.: Das Gamma-Nervenfaser-System als psychosomatisches Bindeglied. In: Atemschulung als Element der Psychotherapie, Wege der Erforschung. Grote (Hrsg.). Wissenschaftliche Buchgemeinschaft 1970

Gottschaldt, N.: Grundlage des Schmerzes, In: Aktuelle Probleme der Neurophysiologie. Gottschaldt, Brass (Hrsg.). Springer, New York

Green, E., A. Green: Biofeedback. Bauer (1978)

Hoffmann, B.: Handbuch des autogenen Trainings. Deutscher Taschenbuchverlag (1983)

Hume, W.: Biofeedback. Huber, Stuttgart-Vaihingen 1979

Jung, F., A. Klapsing-Hessenbruch: Vergleichende Studie der therapeutischen Ergebnisse zwischen respiratorischem Feedback und der Plazebo-Behandlung. Psychosom. Med. Psychoanal. 6 (1978)

Karlins, R. O., Andrews: Biofeedback. Deutsche Verlags-Anstalt, Stuttgart 1973

Keeser, H.: Neuropsychologie des Schmerzes. In: Schmerz. Larbing, W. (Hrsg.). Kohlhammer, Stuttgart 1981

Kniffki, C.: Transzendentale Meditation und autogenes Training. Kindler Verlag (1977)

Kraiker, C.: Handbuch der Verhaltenstherapie. Kindler, München 1974

Kröner, B., W. Niessel: Biofeedback als Entspannungstraining. J. Autog. Tr. und Allg. Psychother. 2 (1975)

Kröner, B., R. Sachse: Biofeedbacktherapie. Kohlhammer, Stuttgart 1981

Labhardt, F.: Schmerz als Stressor. In: Stress. v. Eift, A. W. (Hrsg.) Thieme, Stuttgart 1979

Lader, A., O. Matthews: Ein physiologisches Modell der phobischen Angst und Desensibilisierung. Bierbaumer (1973)

Langen, G.: Autohypnoide Verfahren zur Therapie Schmerzkranker. In: Schmerz und Schmerzbehandlung heute. Fry, G. (Hrsg.). Fischer, Stuttgart 1972

Langen, D.: Gestufte Autohypnose. In: Streß, 3. Aufl., v. Eift, A. W. (Hrsg.). Thieme, Stuttgart 1969

Larbig, W.: Schmerz. Kohlhammer, Stuttgart 1982

Lebzeltern, G.: Wille und Entspannung. Psychother. med. Psychol. 33 (1983)

Legewie, H. W., Nusselt: Biofeedbacktherapie. Fortschr. klin. Psychol. 6 (1975)

Leuner, H.: Zur Indikation und wissenschaftlichen Fundierung des Respiratorischen Feedback. Allgemeinarzt 6 (1984)

Leuner, H.: Selbstkontrolle vegetativer Funktionen durch Biofeedback. Therapiewoche (1977)

Mayer, L.: Die Technik der Hypnose. Lehmann Verlag (1976)

Pellitier, R.: Die neue Medizin. Fischer Verlag (1982)

Rattray, G.: Die Geburt des Geistes. Fischer Verlag (1985)

Roemer, G. A.: Atemschulung als Element der Psychotherapie.

Rootweil, M., H. Wätzig: Das respiratorische Feedback. Psychol. (1988)

Schenk, C.: Wirksamkeit eines neuen respiratorischen Feedbacksystems. Kassenarzt 3 (1985)

Schenk, C.: Biofeedback lindert chronische Schmerzen. Ärztl. Praxis 48 (1985)

Schenk, C.: Therapie chronischer Schmerzsyndrome. Der prakt. Arzt 47 (1985)

Schenk, C.: Biofeedback bei psychosomatischen Erkrankungen Medsche Klin. 80, 15 (1985)

Schenk, C.: Psychosomatik des Schmerzes. Der Krankengymnast (1986)

Schenk, C.: Streßbewältigung durch Entspannung (Alternative Medizin). Falken, Niedernhausen 1986

Schenk, C.: Was ist eigentlich Streß? notabene medici 9 (1987)

Schenk, C.: Biofeedback − eine neue Heilmethode. Der Krankengymnast 39 (1987)

Schenk, C.: Biofeedback als alternative Entspannung für die Allgemeinpraxis. notabene medici 9 (1987)

Schenk, C.: Biofeedback. Perimed Verlag (1989)

Schenk, C.: Autogenes Training und Biofeedback. Ärztliche Praxis (1989)

Schenk, C., W. Kruse: Erste Erfassung und Ergebnisse mit dem Einsatz der respiratorischen Biofeedback-Therapie bei Kindern. Therapiewoche 31 (1981)

Schenk, C., M. Schenk: Bei Stottern autogenes Training oder Atemfeedback. Ärztl. Praxis 6 (1983)

Schenk, C., H. Wunderlich, U. Kleine, W. Kleine: Biofeedback-Therapie bei psychosomatischen Beschwerden in der Allgemeinpraxis. Therapiewoche 37 (1987)

Schultz, J. H.: Das autogene Training (Konzentrative Selbstentspannung). Thieme, Stuttgart 1970

Sternbach, R.: Psychologische Verfahren bei der Behandlung von Schmerz. Fortschr. klin. Psychol. 13 (1982)

Stokvis, M., Wiesenhüter: Der Mensch in der Entspannung. Hippokrates, Stuttgart 1961

Struppler, R.: Entstehung und Kontrolle des Schmerzes. Medsche Klin. 28 (1980)

Tunner, W.: Systematische Desensibilisierung und das Lernen von Strategien zur Bewältigung von Angst. In: Florin, W. Tunner (Hrsg.) (1975)

Vaitl, D.: Zur Problematik des Biofeedback, dargestellt am Beispiel der Herzfrequenzkontrolle. Psychol. Rdsch. 26 (1975)

Vester, F.: Phänomen Streß. Deutscher Taschenbuch Verlag (1978)

von Uexküll, T.: Lehrbuch der psychosomatischen Medizin. Urban & Schwarzenberg. München 1979

Wolpe, A.: Systematische Desensibilisierung. In: Schmerz. Fortschritte der klinischen Psychologie, Bd. 27. Keeser, R. (Hrsg.). Urban & Schwarzenberg, München 1982

Wunderli, J.: Meditation. Fink Verlag (1977)

Register

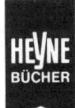

HEYNE RATGEBER

Ratgeber, die weiterhelfen
bei Krankheiten und Beschwerden
unserer Zeit.

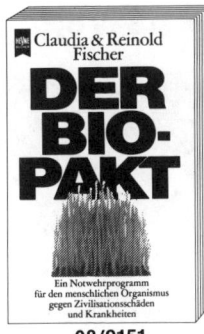

08/9151

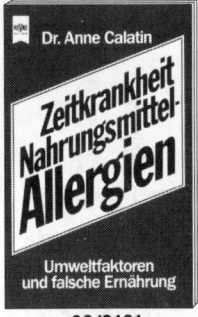

08/9161

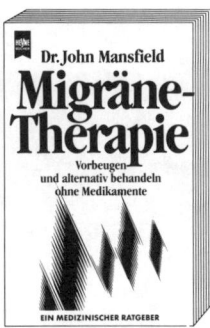

08/9164

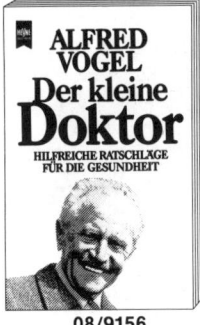

08/9156

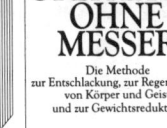

08/9127

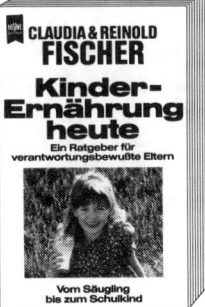

08/9165

Wilhelm Heyne Verlag München

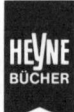

Praktische Lebenshilfe in Lebenskrisen

HEYNE RATGEBER

Bücher, die Mut machen, denn es gibt immer einen Ausweg.

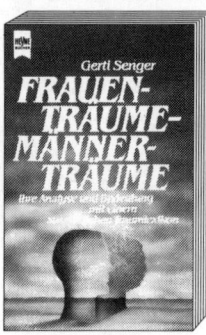

08/9166

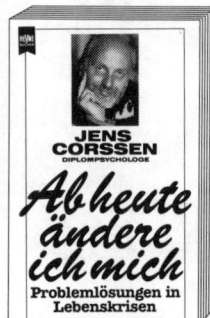

08/9203

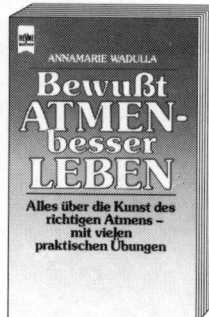

08/9157

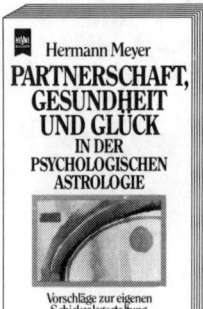

08/9152

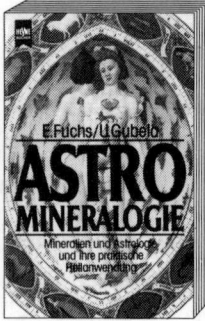

08/9170

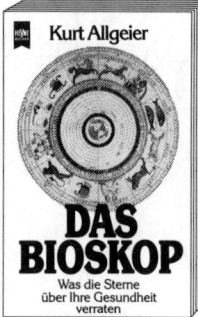

08/9147

Wilhelm Heyne Verlag München